静脉治疗立体化护理教程

主　编　史铁英　孙　莉
副主编　张　宁　赵静晗　庄丽娜
编者名单（以姓氏笔画为序）

于桂花	王　涛	王　瑞	田　薇	史铁英	付　虹
付绍艳	冯海莹	庄长娟	庄丽娜	刘　瑶	刘　蕊
刘文婷	刘永宁	刘秀梅	孙　莉	李连红	李昆洋
宋英茜	迟向一	张　宁	张轶姝	赵静晗	侯文艳
姚　兰	贺素蕊	秦　晶	贾立红	徐国君	郭慧芳
曹文卓	崔秀珍	戴　红			

U0230627

科学出版社

北京

内 容 简 介

  本教材从循证护理理论出发,以临床实践为基准,以行业标准、指南、专家共识等为依据,结合临床实践需求,以图文结合、多媒体视频操作演练等形式,将标准与规范细化到每一个操作环节中,形式新颖、内容翔实,临床指导性好、可操作性强。

  本教材可用于我国各级卫生医疗机构进行临床实践指导及规范化培训,旨在为静脉治疗护理操作提供科学参考,规范临床护理人员操作实践,提高静脉治疗护理质量,持续推进静脉治疗护理事业的发展。

图书在版编目(CIP)数据

  静脉治疗立体化护理教程 / 史铁英,孙莉主编 . —北京:科学出版社,2020.11

  ISBN 978-7-03-066754-0

  Ⅰ.①静⋯ Ⅱ.①史⋯②孙⋯ Ⅲ.①静脉内注射—输液疗法—护理—教材 Ⅳ.①R457.2

  中国版本图书馆 CIP 数据核字(2020)第 219952 号

责任编辑:王 超 丁晓魏 / 责任校对:贾娜娜
责任印制:李 彤 / 封面设计:陈 敬

科学出版社 出版

北京东黄城根北街 16 号
邮政编码:100717
http://www.sciencep.com

北京建宏印刷有限公司 印刷

科学出版社发行 各地新华书店经销

*

2020 年 11 月第 一 版 开本:787×1092 1/16
2021 年 12 月第二次印刷 印张:9
字数:200 000

定价:55.00 元
(如有印装质量问题,我社负责调换)

序

　　科学、规范的静脉治疗对于保证病人安全，挽救病人生命至关重要。2014 年 5 月 1 日国家卫生和计划生育委员会正式推出的《静脉治疗护理技术操作规范》（WS/T433—2013）（以下简称《规范》），成为我国卫生行业标准中首批护理行业标准之一，标志着规范化、精细化、科学化静脉治疗的开启。

　　作为国家首批 20 家"临床护理"重点专科、大连市护理质量控制中心，大连市静脉治疗培训中心和大连医科大学附属第一医院紧跟护理发展步伐，认真解读《规范》，同时不断完善静脉治疗队伍的专业化建设，启动静脉输液治疗专科小组，致力于标准的准确理解、正确运用和践行落实。

　　经过近 6 年对《规范》的实践深耕，医院组织专家团队启动《静脉治疗立体化护理教程》编写工作，旨在进一步提升静脉治疗规范在临床操作中的同质性、提高静脉治疗的安全性。在编写过程中，从循证护理理论出发，以临床实践为基准，对临床问题进行深入研究和探索，及时更新临床实践标准，统一、规范临床技术操作，多次组织召开修稿、定稿会议。经过反复打磨，这本凝聚了医院所有护士心血、代表大连医科大学附属第一医院护理团队在学科领域严谨、求实、创新的《静脉治疗立体化护理教程》终于成稿。

　　该教材将技术规范与临床操作实践紧密结合，将具体操作步骤详细解读并重点强化，图文结合、简明扼要，利用护理技术操作视频的形式将规范和要求在每个操作细节中生动呈现，对静脉治疗的指导更具有直观性和可操作性。大连医科大学附属第一医院护理团队希望通过《静脉治疗立体化护理教程》搭建与国内外同行交流沟通的平台，共同探讨静脉治疗相关问题，促进我国静脉治疗领域的科学化发展。

2020 年 5 月

前　　言

　　静脉治疗作为最直接、最有效的治疗手段之一，在临床广泛应用。随着静脉治疗领域的迅速发展，静脉治疗已从一项单纯的护理技术操作发展成为涉及多学科、多领域的知识与技能，静脉治疗的规范性和安全性也越来越受到重视和关注。2014 年 5 月 1 日正式实施的卫生行业标准《静脉治疗护理技术操作规范》（WS/T433—2013），旨在建立静脉治疗标准操作流程，规范静脉治疗护理实践，提高静脉治疗安全性。

　　为进一步落实《静脉治疗护理技术操作规范》，紧跟中华护理学会静脉治疗发展，实现从技术规范到临床技术操作实践的精准转化，提高静脉治疗操作规范性和安全性，推进静脉治疗同质化进程，促进静脉治疗专科化护理队伍的建设和完善，我们多次邀请国内外静脉治疗专家、团队进行交流和讨论，制定并编写了《静脉治疗立体化护理教程》。

　　《静脉治疗立体化护理教程》从循证护理理念出发，以临床实践为基准，紧跟静脉治疗领域最新理念和护理进展，理论联系实际，以图文结合、多媒体视频操作演示等形式，全面、系统地将静脉治疗理论知识、标准化操作流程及操作评分标准呈现给读者。本教材共 15 章，内容涵盖外周静脉留置针输液、静脉注射、静脉给药辅助装置应用、静脉采血、密闭式静脉输血、经外周静脉置入中等长度导管、经外周置入中心静脉导管、冲管及封管、外周静脉留置针维护、中心静脉导管维护、经外周置入中心静脉导管维护、经外周置入中心静脉导管拔除、输液港维护、输液港无损伤针拔除及静脉输液治疗相关并发症，知识面广、信息量大、形式内容新颖，指导性强，本教材的特点主要表现在以下几个方面：

　　1. 以循证护理理念为指导，更新临床实践标准　严格遵循科学的循证方法，系统检索整理与静脉治疗相关的文献，寻找最佳最新证据，并对证据进行综合汇总，经过多次修改，与审核专家达成共识，为提高我国护理人员落实静脉治疗操作规范的依从性，提供了有效的证据和依据，对静脉治疗的指导更具有针对性、科学性和预见性。

　　2. 以临床实践为基准，实现技术规范与临床实际操作的精准衔接　《静脉治疗护理技术操作规范》为静脉治疗提供标准及指导方向，本教材真正将技术规范要求精准落实于临床技术操作的每一个环节，实现规范与操作的完美融合，具有很强的可操作性及临床指导意义。

3. 形式新颖，重点突出　本教材以图释文，以多媒体视频作为辅助，内容翔实、系统，每章文字、图片、视频相结合，直观明晰，简单易懂，且重点部分加以解释和强化（难免存在不同章之间有相似的护理操作和图片），便于护士能够更好地理解和掌握。

希望本教材不仅能作为各级医疗机构静脉治疗护士学习、培训的参考依据，更希望其成为广大医务工作者案头工具书，指导静脉治疗临床实践，提高护理质量，保证护理安全。

在本教材的编写过程中，得到了大连医科大学各级领导及辽宁省静脉治疗护理专业委员会多位专家的大力支持，在此向为本教材给予指导及付出努力的专家及大连医科大学附属第一医院静脉输液治疗小组成员表示衷心的感谢，同时也诚邀广大从事静脉治疗的护理同仁对本教材的不足之处提出宝贵意见与建议。让我们携手共同努力，希望通过不断完善静脉治疗专业团队建设，为护士专科化发展提供平台，来进一步促进静脉治疗水平的提升和专业化发展。

编　者

2019 年 12 月

目　录

绪　　论

　　静脉治疗是将各种药物及血液（包括血液制品）通过静脉注入血液循环的治疗方法，包括静脉注射、静脉输液和静脉输血。目前，它已成为临床中最常用、最重要的治疗手段之一，并已从医院拓展到社区及家庭。静脉输液治疗始于 17 世纪，至今已有近 400 年的发展历史，在 20 世纪逐渐形成了一套与静脉治疗相关的包括理论、技术、工具、设备的完整体系。随着卫生行业的迅猛发展，我国的静脉治疗护理实践取得了长足的进步，使静脉输液治疗的安全性、科学性、先进性和有效性得到了极大的提升，静脉治疗护理实践已向专科化方向发展，并逐步与国际先进水平接轨。

　　目前，临床常用的静脉治疗工具包括注射器、输液（血）器、外周留置导管（peripheral venous catheter，PVC）、中心静脉导管（central venous catheter，CVC）、经外周置入中心静脉导管（peripherally inserted central venous catheter，PICC）、输液港（implantable venous access port，PORT）及输液附加装置等。

第一章　外周静脉留置针输液

外周留置导管（peripheral venous catheter，PVC）包括一次性静脉输液钢针和外周静脉留置针。外周静脉留置针是目前国内外重要的外周浅静脉输液治疗的工具，其以操作简便、管路材质柔软、对血管的损伤小、能够减少静脉穿刺次数、保护病人血管、减轻疼痛、保证用药安全，同时能减轻护士的工作量、提高工作效率等优势广泛应用于临床。

外周静脉留置针输液宜用于短期静脉治疗，主要适用于手术病人；输液时间相对较长、输液量较多的病人；老人、儿童、躁动不安的病人；输全血或血液制品的病人；做糖耐量试验及影像学检查给药的病人。不宜用于腐蚀性药物、刺激性药物、发疱性药物、肠外营养液、pH < 5 或 pH > 9 的药液、渗透压 > 900mOsm/L 的液体，避免发生渗漏，引起组织损伤。

第一节　外周静脉留置针输液操作规范

【目的】

1. 静脉输液的目的　①补充水分和电解质，预防和纠正水、电解质及酸碱平衡紊乱；②增加循环血量，改善微循环，维持血压及微循环灌注量；③供给营养物质，促进组织修复，增加体重，维持正氮平衡；④输入药物，治疗疾病。

外周静脉留置针
输液操作规范

2. 应用外周静脉留置针的目的　①减少治疗过程中多次穿刺给病人带来的痛苦和对静脉的伤害；②保证临床治疗、抢救中用药及时。

【准备】

1. 环境准备　安静、清洁，温湿度适宜，光线充足。

2. 人员准备　仪表大方、举止端庄；服装、鞋帽整洁；佩戴胸卡；修剪指甲、洗手。

3. 物品准备　①治疗车上层：输入液体（在治疗室内按无菌要求插入输液器）、留置针、输液接头、无菌透明敷料、压脉带、治疗巾、消毒物品（2%葡萄糖酸氯己定乙醇溶液、无菌棉签）、胶布、输液巡回卡、洗手液、手套（图1-1）；②治疗车下层：生活垃圾袋、医用垃圾袋、锐器盒（图1-2）。

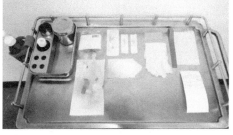

图1-1　治疗车上层

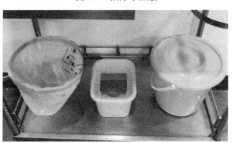

图1-2　治疗车下层

【操作流程】

```
备齐用物 ──→ 推车至床旁

核对信息 ──→ 自我介绍，两种以上方式核对病人信息（姓名、床尾卡、腕带等）

告知 ──→ 1. 向病人解释操作目的、输入药物及液体的名称、剂量和作用等
         2. 向病人解释使用静脉留置针的目的、方法及配合要点，取得病人配合

评估 ──→ 1. 评估病人病情、年龄、意识状态、心肺功能、自理能力及合作程度、过敏史、用药史等
         2. 评估病人穿刺部位皮肤、血管的状况及肢体活动度等

摆体位 ──→ 协助病人大小便，取舒适体位；调节输液架

洗手、戴口罩、戴手套 ──→ 六步洗手法

操作前核对 ──→ 两种以上方式核对病人信息，核对输液巡回卡与药液，床号、姓名、药名、剂量、药物浓度、给药时间、用法

检查药液质量 ──→ 对光检查药液有无变色、浑浊、沉淀及絮状物等

排气 ──→ 输液袋挂于输液架上；输液管末端与留置针输液接头连接（图1-3），排气至输液接头处，留置针留在包装盒内（图1-4）

确认穿刺部位 ──→ 垫治疗巾，扎压脉带，确认穿刺点（图1-5），松开压脉带

消毒皮肤 ──→ 以穿刺点为中心，消毒皮肤2次，消毒范围直径≥8cm（图1-6），待自然干燥
```

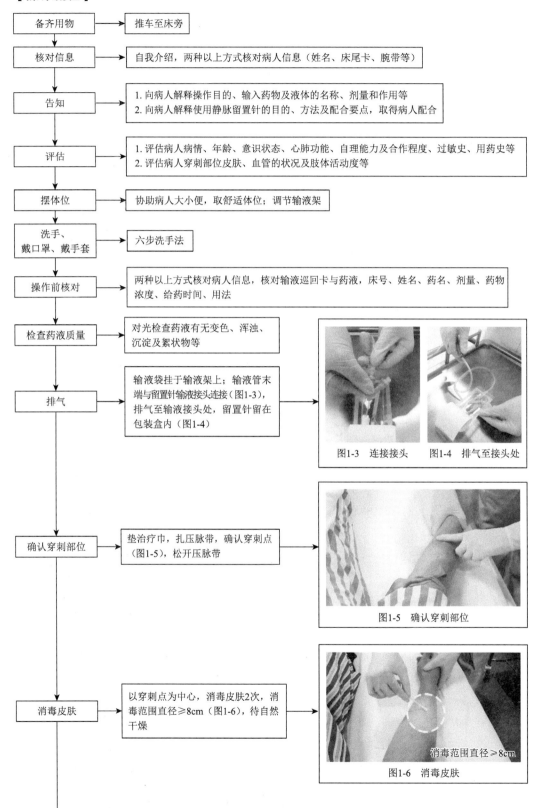

图1-3　连接接头　　图1-4　排气至接头处

图1-5　确认穿刺部位

消毒范围直径≥8cm

图1-6　消毒皮肤

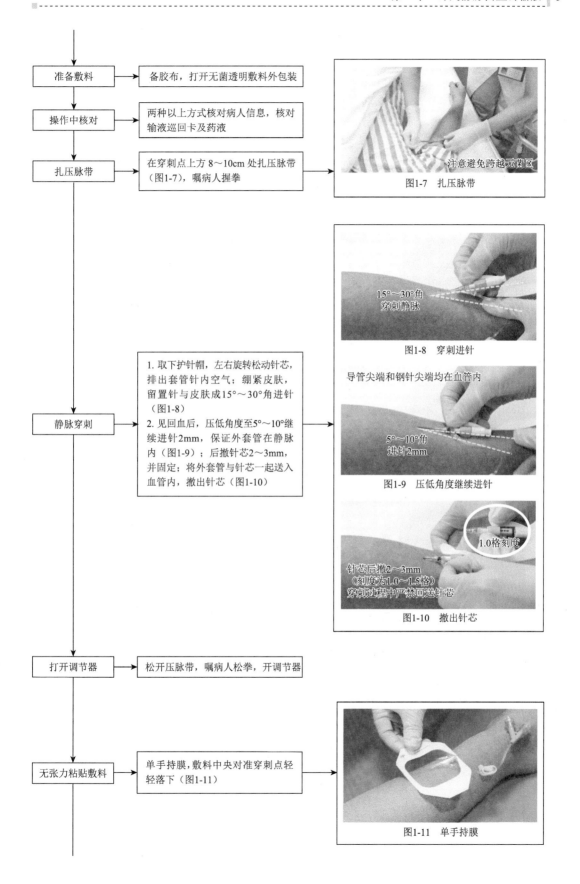

准备敷料 → 备胶布，打开无菌透明敷料外包装

操作中核对 → 两种以上方式核对病人信息，核对输液巡回卡及药液

扎压脉带 → 在穿刺点上方 8～10cm 处扎压脉带（图1-7），嘱病人握拳

注意避免跨越无菌区

图1-7 扎压脉带

15°～30°角穿刺静脉

图1-8 穿刺进针

导管尖端和钢针尖端均在血管内

5°～10°角进针2mm

图1-9 压低角度继续进针

静脉穿刺 → 1. 取下护针帽，左右旋转松动针芯，排出套管针内空气；绷紧皮肤，留置针与皮肤成15°～30°角进针（图1-8）
2. 见回血后，压低角度至5°～10°继续进针2mm，保证外套管在静脉内（图1-9）；后撤针芯2～3mm，并固定；将外套管与针芯一起送入血管内，撤出针芯（图1-10）

1.0格刻度

针芯后撤2～3mm（刻度为1.0～1.5格）穿刺过程中严禁回送针芯

图1-10 撤出针芯

打开调节器 → 松开压脉带，嘱病人松拳，开调节器

无张力粘贴敷料 → 单手持膜，敷料中央对准穿刺点轻轻落下（图1-11）

图1-11 单手持膜

固定导管
（三部曲）

1. 捏起：拇指和示指沿导管方向，由上向下捏起导管末端部分，使其凸起，排出敷料下空气（图1-12）
2. 抚平：用双手向左右两侧抚平整块敷料，使敷料与皮肤充分贴合（图1-13）
3. 按压：边撕边框边按压（图1-14）

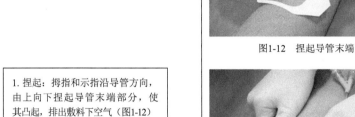

图1-12　捏起导管末端

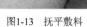

图1-13　抚平敷料

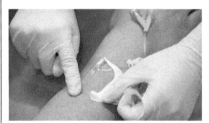

图1-14　边撕边框边按压

粘贴标识贴

在标识贴上记录穿刺日期、时间、操作者姓名（图1-15），将标识贴贴于敷料下边缘、封闭针座处（图1-16）

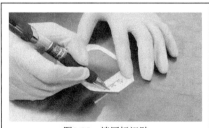

图1-15　填写标识贴

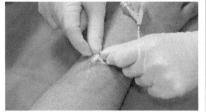

图1-16　封闭针座处

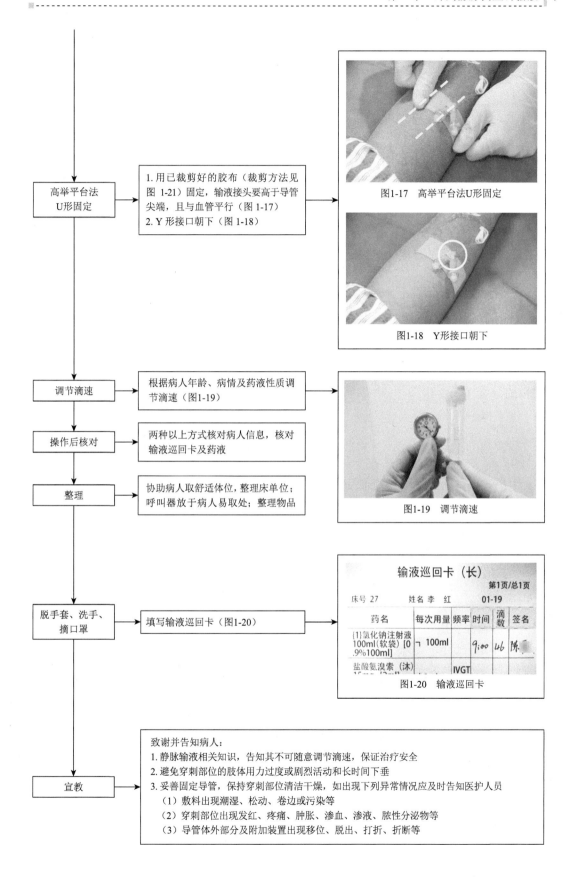

图1-17 高举平台法U形固定

图1-18 Y形接口朝下

图1-19 调节滴速

高举平台法U形固定 → 1.用已裁剪好的胶布（裁剪方法见图 1-21）固定，输液接头要高于导管尖端，且与血管平行（图1-17）
2.Y形接口朝下（图1-18）

调节滴速 → 根据病人年龄、病情及药液性质调节滴速（图1-19）

操作后核对 → 两种以上方式核对病人信息，核对输液巡回卡及药液

整理 → 协助病人取舒适体位，整理床单位；呼叫器放于病人易取处；整理物品

脱手套、洗手、摘口罩 → 填写输液巡回卡（图1-20）

输液巡回卡（长）

第1页/总1页

床号 27　　姓名 李 红　　01-19

药名	每次用量	频率	时间	滴数	签名
(1)氯化钠注射液100ml(软袋) [0.9%100ml]	¬ 100ml		9:00	46	陈
盐酸氨溴索（沐） 15mg [2ml]		IVGT			

图1-20 输液巡回卡

宣教 → 致谢并告知病人：
1.静脉输液相关知识，告知其不可随意调节滴速，保证治疗安全
2.避免穿刺部位的肢体用力过度或剧烈活动和长时间下垂
3.妥善固定导管，保持穿刺部位清洁干燥，如出现下列异常情况应及时告知医护人员
　（1）敷料出现潮湿、松动、卷边或污染等
　（2）穿刺部位出现发红、疼痛、肿胀、渗血、渗液、脓性分泌物等
　（3）导管体外部分及附加装置出现移位、脱出、打折、折断等

【注意事项】

1. 根据病情需要合理安排输液顺序，并根据治疗原则，按急、缓及药物半衰期等合理分配药物。

2. 输注的两种不同药物间有配伍禁忌时，在前一种药物输注结束后，应冲洗或更换输液器，并冲洗导管后，再接下一种药物继续输注。

3. 严格掌握输液速度，成人一般为 40 ～ 60 滴 / 分，儿童一般为 20 ～ 40 滴 / 分，对严重脱水、休克病人可加快输液速度；对有心、肺、肾疾病的病人，老年及婴幼儿输液速度应适当减慢。

4. 妥善固定导管。输液过程中要加强巡视，观察病人有无输液反应。保持输液附加装置的密闭性。

5. 保持穿刺部位清洁干燥，注意观察穿刺部位有无发红、疼痛、肿胀、渗血、渗液、脓性分泌物等异常情况。

6. 输液器应根据药液性质或输注药品说明书的要求选择，每 24h 更换 1 次，如怀疑被污染或完整性受到破坏，应立即更换。

【导管选择】

评估穿刺部位情况和静脉条件，应考虑病人的年龄、静脉条件、输液的目的和种类、治疗时间和活动需要，原则上在满足治疗需要的情况下，尽量选择管径最细、长度最短的导管（表 1-1）。

表 1-1　导管的选择

规格	适用范围	备注
16 ～ 20G	快速输液、相关射线显影检查	
20 ～ 24G	大多数输液治疗、输血	其中 22 ～ 24G 适用于新生儿、儿童、老人

【穿刺部位选择】

1. 原则上宜选择　①粗而直、有弹性、容易触及、不宜滑动的上肢背侧和内侧面静脉，以增加留置的时间，包括掌背静脉、头静脉、贵要静脉和正中静脉，注意避开静脉瓣、关节部位及有瘢痕、炎症、硬结等处。②儿童推荐手部、前臂和腋以下的上臂，避免肘区；若为尚未行走的幼儿，可选择足部血管；接受先天性心脏病缺损手术治疗后的患儿，应避免使用右臂静脉。

2. 不适宜选择　①成年人不宜选择在下肢静脉穿刺，儿童不宜首选头皮静脉；②手腕的内侧面；③有静脉瓣及关节的部位；④发生过渗出的部位；⑤触诊疼痛区域、受损的远端及有瘢痕、炎症、硬结的部位；⑥淋巴水肿的肢体；⑦有血栓史和血管手术史；⑧手术同侧肢体，如接受乳房根治术和腋下淋巴结清扫术、动静脉瘘 / 移植的肢体；⑨慢性肾脏病病人未来拟定建立血管通路的上肢末端。

【导管拔除时间和指征】

1. 若导管不再属于护理计划的一部分或超过 24h 未使用，应拔除。

2. 外周静脉留置针 72 ～ 96h 更换一次，拔除不能仅仅依据留置时间，还应根据评估结果和（或）全身性并发症的临床症状和体征。

3. 有下列指征时都需拔除，①任一程度的局部疼痛，或触痛或没有触诊的疼痛；

②局部表现为红斑或发白、皮肤温度热或冷、水肿、硬化；③穿刺部位有液体渗出或有脓液；④冲管时遇到阻力，无血液回流等其他类型的功能障碍。

【固定胶布裁剪】

剪取长 8cm、宽 3cm 的胶带，下端中部剪入 1.5cm，末端剪成 Y 形口（图 1-21）。

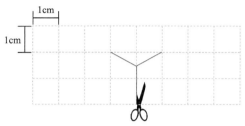

图 1-21 固定胶布裁剪方法

第二节 外周静脉留置针输液评分标准

项目	标准要求	是	否
环境准备	安静、清洁，温湿度适宜，光线充足		
人员准备	仪表大方、举止端庄		
	服装、鞋帽整洁，佩戴胸卡		
	修剪指甲、洗手		
物品准备	治疗车上层：输入液体（在治疗室内按无菌要求插入输液器）、留置针、输液接头、无菌透明敷料、压脉带、治疗巾、消毒物品（2%葡萄糖酸氯己定乙醇溶液、无菌棉签）、胶布、输液巡回卡、洗手液、手套		
	治疗车下层：生活垃圾袋、医用垃圾袋、锐器盒		
评估	病人病情、年龄、意识状态、心肺功能、自理能力及合作程度等		
	病人过敏史、用药史		
	病人穿刺部位的皮肤状况		
	病人穿刺部位的血管状况		
	病人穿刺部位的肢体活动度		
操作流程	备齐物品，推车至床旁		
	自我介绍		
	两种以上方式核对病人信息（姓名、床尾卡、腕带等）		
	向病人解释操作目的、输入药物及液体的名称、剂量和作用等		
	向病人解释使用静脉留置针的目的、方法及配合要点，取得病人配合		
	协助病人大小便，取舒适体位，调节输液架		
	六步洗手法洗手，戴口罩，戴手套		
	两种以上方式核对病人信息		
	核对输液巡回卡与药液，床号、姓名、药名、剂量、药物浓度、给药时间、用法		
	对光检查药液有无变色、浑浊、沉淀及絮状物等		
	排气		
	将输液袋挂于输液架上		
	输液管末端与留置针输液接头连接，排气至输液接头处		
	留置针留在包装盒内		
	确认穿刺部位		
	垫治疗巾		

项目	标准要求	是	否
操作流程	扎压脉带，确认穿刺点，松开压脉带		
	消毒皮肤		
	以穿刺点为中心，消毒皮肤 2 次，消毒范围直径≥ 8cm		
	待自然干燥		
	备胶布，打开无菌透明敷料外包装		
	两种以上方式核对病人信息		
	核对输液巡回卡及药液		
	在穿刺点上方 8 ～ 10cm 处扎压脉带，嘱病人握拳		
	静脉穿刺		
	取下护针帽，左右旋转松动针芯，排出套管针内空气		
	绷紧皮肤，留置针与皮肤成 15° ～ 30° 角进针		
	见回血后，压低角度至 5° ～ 10° 继续进针 2mm，保证外套管在静脉内		
	后撤针芯 2 ～ 3mm 并固定		
	将外套管与针芯一起送入血管内，撤出针芯		
	松开压脉带，嘱病人松拳，开调节器		
	单手持膜，敷料中央对准穿刺点轻轻落下，无张力粘贴		
	固定导管（三部曲）		
	捏起：拇指和示指沿导管方向，由上向下捏起导管末端部分，使其凸起，排出敷料下空气		
	抚平：用双手向左右两侧抚平整块敷料，使敷料与皮肤充分贴合		
	按压：边撕边框边按压		
	在标识贴上记录穿刺日期、时间、操作者姓名		
	将标识贴贴于敷料下边缘、封闭针座处		
	高举平台法 U 形固定导管		
	输液接头要高于导管尖端，且与血管平行		
	Y 形接口朝下		
	根据病人年龄、病情及药液性质调节滴速		
	两种以上方式核对病人信息		
	核对输液巡回卡及药液		
	协助病人取舒适体位，整理床单位		
	呼叫器放于病人易取处		
	整理物品		
	脱手套，六步洗手法洗手，摘口罩		
	填写输液巡回卡		
	致谢病人		
宣教指导	静脉输液相关知识，告知其不可随意调节滴速，保证治疗安全		
	避免穿刺部位的肢体用力过度或剧烈活动和长时间下垂		
	妥善固定导管，保持穿刺部位清洁干燥		
	如出现下列异常情况应及时告知医护人员：敷料出现潮湿、松动、卷边或污染等；穿刺部位出现发红、疼痛、肿胀、渗血、渗液、脓性分泌物等；导管体外部分及附加装置出现移位、脱出、打折、折断等		
相关知识	考核 2 项相关知识点		
整体评价	严格执行"三查七对"制度，查对到位		
	以病人为中心，人文关怀贯穿全程，沟通有效，能做到关心病人，确保安全		
	符合无菌操作原则，操作规范、娴熟，穿刺成功		

第二章 静脉注射

静脉注射（intravenous injection）是用无菌注射器将一定量的药液直接注入静脉的方法，药物迅速进入血液到达全身，快速发生作用。

常用的静脉：①四肢浅静脉：上肢常用肘部浅静脉（贵要静脉、肘正中静脉、头静脉）、腕部及手背静脉；下肢常用大隐静脉、小隐静脉及足背静脉。②股静脉：位于股三角区，在股神经和股动脉的内侧。

第一节 静脉注射操作规范

【目的】

1. 注入药物，用于药物不宜口服、皮下注射、肌内注射或需要迅速发挥药效时。

2. 注入药物以完成某些诊断性检查。

3. 静脉营养治疗。

静脉注射操作规范

【准备】

1. 环境准备　安静、清洁，温湿度适宜，光线充足。

2. 人员准备　仪表大方、举止端庄；服装、鞋帽整洁；佩戴胸卡；修剪指甲、洗手。

3. 物品准备　①治疗车上层：输注药液（在治疗室按医嘱配制药液并置于无菌包布内）、根据导管类型按需准备一次性专用冲洗装置／注射器（内置不含防腐剂的 0.9% 氯化钠溶液）、酒精棉片、手套、治疗巾、胶布、输液巡回卡、洗手液（图 2-1）；②治疗车下层：生活垃圾袋、医用垃圾袋、锐器盒（见图 1-2）。

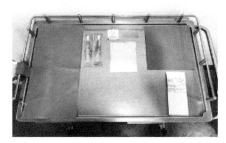

图 2-1　治疗车上层

【操作流程—以已建立好静脉血管通路为例】

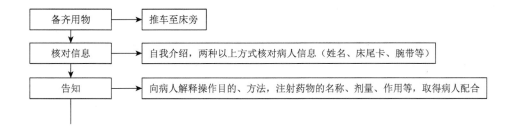

评估	1. 评估病人病情、年龄、意识状态、心肺功能、自理能力及合作程度、过敏史、用药史等 2. 评估敷料有无潮湿、松动、卷边或污染；穿刺部位有无发红、疼痛、肿胀、渗血、渗液、脓性分泌物等 3. 评估导管通畅性、导管长度（内置/外露）及日期（穿刺/更换敷料），导管体外部分及附加装置有无移位、脱出、打折、折断等；导管内有无血液残留等
摆体位	协助病人大小便，取舒适体位；暴露注射部位
洗手、戴口罩	六步洗手法
操作前核对	两种以上方式核对病人信息，核对输液巡回卡与药液，床号、姓名、药名、剂量、药物浓度、给药时间、用法
检查药液质量	对光检查药液有无变色、浑浊、沉淀及絮状物等（图2-2）
垫治疗巾、移除胶布	移除输液接头的外固定胶布
洗手、戴手套	六步洗手法
消毒	1. 撕开酒精棉片的外包装，呈"口"状备用（图2-3） 2. 一手持导管接头上方，另一手持酒精棉片外包装，用酒精棉片用力多方位擦拭输液接头的横切面及外围5～15s，待自然干燥（输液接头消毒和待干时间依据产品说明书）
冲管	详见第八章第一节"冲管及封管操作规范"
操作中核对	两种以上方式核对病人信息、输液巡回卡及药液
注射药液	1. 注射药液排气后，连接输液接头（图2-4） 2. 根据病人年龄、病情及药物性质，掌握注药速度 3. 观察局部情况及病情变化
冲管及封管	详见第八章第一节"冲管及封管操作规范"

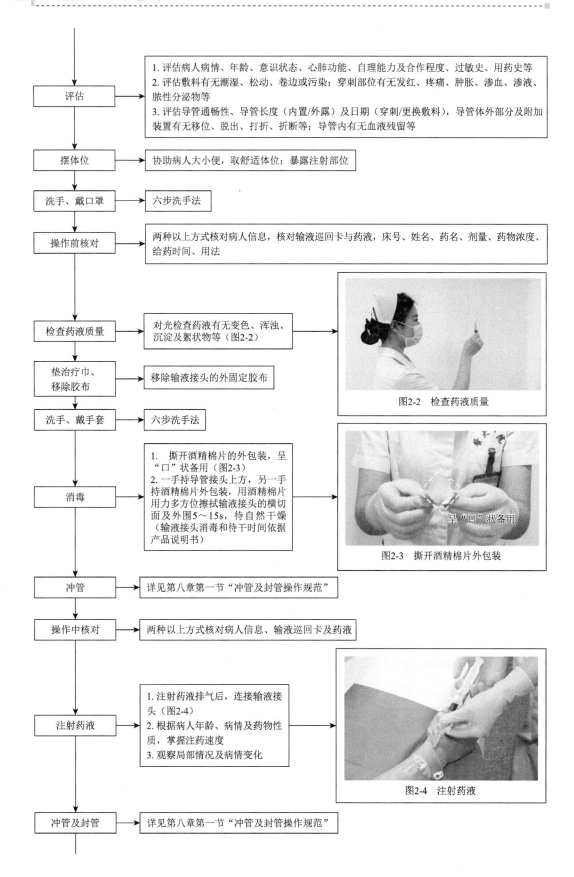

图2-2　检查药液质量

图2-3　撕开酒精棉片外包装

呈"口"状备用

图2-4　注射药液

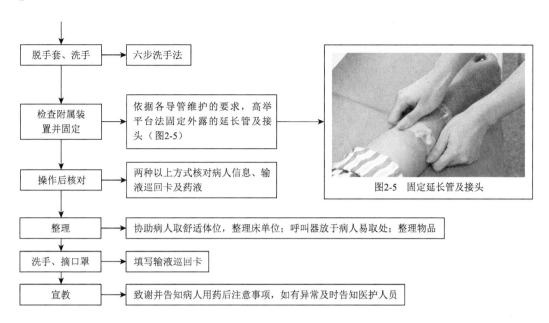

图2-5 固定延长管及接头

流程图文字：

脱手套、洗手 → 六步洗手法

检查附属装置并固定 → 依据各导管维护的要求，高举平台法固定外露的延长管及接头（图2-5）

操作后核对 → 两种以上方式核对病人信息、输液巡回卡及药液

整理 → 协助病人取舒适体位，整理床单位；呼叫器放于病人易取处；整理物品

洗手、摘口罩 → 填写输液巡回卡

宣教 → 致谢并告知病人用药后注意事项，如有异常及时告知医护人员

【注意事项】

1. 长期静脉注射者要保护血管，应有计划地由远心端向近心端选择静脉。

2. 注射过程中应注意观察病人的用药反应，包括病人的病情变化及主诉等；根据病人年龄、病情及药物性质以适当的速度注入药物，注射去乙酰毛花苷等特殊药液时，应严格控制注射速度并监测病人的心率。

3. 在推注药物过程中应询问病人有无疼痛等异常感觉，观察局部有无肿胀，并抽回血确认导管在静脉管腔内，保证药液安全注入血管。

4. 股静脉注射时如误入股动脉，应立即拔出针头，用无菌纱布紧压穿刺部位5～10min，至不出血为止。

5. 注射两种不同药物间有配伍禁忌时，在前一种药物注射结束后，应冲洗导管，再接下一种药物继续注射。

第二节　静脉注射评分标准

项目	标准要求	是	否
环境准备	安静、清洁，温湿度适宜，光线充足		
人员准备	仪表大方、举止端庄		
	服装、鞋帽整洁，佩戴胸卡		
	修剪指甲、洗手		
物品准备	治疗车上层：输注药液（在治疗室按医嘱配制药液并置于无菌包布内）、根据导管类型按需准备一次性专用冲洗装置/注射器（内置不含防腐剂的0.9%氯化钠溶液）、酒精棉片、手套、治疗巾、胶布、输液巡回卡、洗手液		
	治疗车下层：生活垃圾袋、医用垃圾袋、锐器盒		
评估	病人病情、年龄、意识状态、心肺功能、自理能力及合作程度等		
	病人过敏史、用药史		
	敷料有无潮湿、松动、卷边或污染		
	穿刺部位有无发红、疼痛、肿胀、渗血、渗液、脓性分泌物等		

项目	标准要求	是	否
评估	导管通畅性、导管长度（内置／外露）及日期（穿刺／更换敷料），导管体外部分及附加装置有无移位、脱出、打折、折断等		
	导管内有无血液残留等		
操作流程	备齐物品，推车至床旁		
	自我介绍		
	两种以上方式核对病人信息（姓名、床尾卡、腕带等）		
	告知病人操作目的、方法，注射药物的名称、剂量、作用等		
	协助病人大小便，取舒适体位		
	暴露注射部位		
	六步洗手法洗手，戴口罩		
	两种以上方式核对病人信息		
	核对输液巡回卡及药液，床号、姓名、药名、剂量、药物浓度、给药时间、用法		
	对光检查药液有无变色、浑浊、沉淀及絮状物等		
	垫治疗巾		
	移除输液接头的外固定胶布		
	六步洗手法洗手，戴手套		
	撕开酒精棉片的外包装，呈"口"状备用		
	一手持导管接头上方，另一手持酒精棉片外包装，用酒精棉片用力多方位擦拭输液接头的横切面及外围 5～15s（输液接头消毒和待干时间依据产品说明书）		
	待自然干燥		
	冲管，确定导管是否通畅		
	两种以上方式核对病人信息		
	核对输液巡回卡及药液		
	注射药液		
	注射药液排气后，连接输液接头		
	根据病人年龄、病情及药物性质，掌握注药速度		
	观察局部情况及病情变化		
	冲管及封管		
	脱手套，六步洗手法洗手		
	检查附属装置，依据各导管维护的要求，用高举平台法固定外露的延长管及接头		
	两种以上方式核对病人信息		
	核对输液巡回卡及药液		
	协助病人取舒适体位，整理床单位		
	呼叫器放于病人易取处		
	整理物品		
	六步洗手法洗手，摘口罩		
	填写输液巡回卡		
	致谢病人		
宣教指导	告知病人用药后注意事项，如有异常及时告知医护人员		
相关知识	考核 2 项相关知识点		
整体评价	严格执行"三查七对"制度，查对到位		
	以病人为中心，人文关怀贯穿全程，沟通有效，能做到关心病人，确保安全		
	符合无菌操作原则，操作规范、娴熟		

第三章　静脉给药辅助装置应用

输液泵（infusion pump）是机械或电子的输液控制装置，它通过作用于输液导管可达到控制输液速度的目的。

按输液泵的控制原理，可将输液泵分为活塞型注射泵和蠕动滚压型输液泵两类。活塞型注射泵适用于给药非常精确、总量很小且给药速度缓慢或长时间、流速均匀的情况，主要用于胰腺炎、糖尿病、高血压、冠心病、休克、肝移植、肿瘤化疗等；蠕动滚压型输液泵多适用于抢救休克需快速输液或严格控制输液总量及输液速度，以及输注部分特殊药物如缩宫素、硫酸镁等时。

第一节　静脉给药辅助装置应用操作规范

【目的】

精确控制静脉给药的速度和单位时间内的给药量，保持持续、均匀地给药，维持药物最佳的有效浓度。

【准备】

1. 环境准备　安静、清洁，温湿度适宜，光线充足。

2. 人员准备　仪表大方、举止端庄；服装、鞋帽整洁；佩戴胸卡；修剪指甲、洗手。

3. 物品准备　①治疗车上层：泵入液体（在治疗室内按无菌要求连接延长管）/输入液体（在治疗室内按无菌要求插入输液器）、根据导管类型按需准备一次性专用冲洗装置/注射器（内置不含防腐剂的0.9%氯化钠溶液）、治疗巾、酒精棉片、胶布、手套、注射泵/输液泵、输液巡回卡、洗手液（图3-1）；②治疗车下层：生活垃圾袋、医用垃圾袋、锐器盒（见图1-2）。

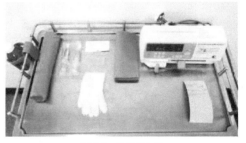

图 3-1　治疗车上层

【操作流程—以已建立好静脉血管通路为例】

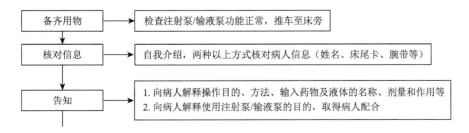

静脉给药辅助装置应用操作规范

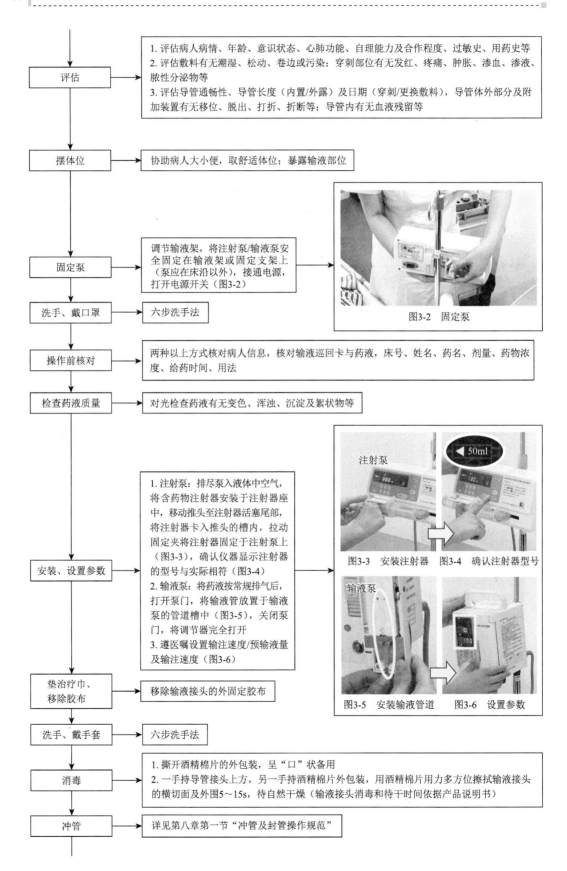

评估	1. 评估病人病情、年龄、意识状态、心肺功能、自理能力及合作程度、过敏史、用药史等 2. 评估敷料有无潮湿、松动、卷边或污染；穿刺部位有无发红、疼痛、肿胀、渗血、渗液、脓性分泌物等 3. 评估导管通畅性、导管长度（内置/外露）及日期（穿刺/更换敷料），导管体外部分及附加装置有无移位、脱出、打折、折断等；导管内有无血液残留等
摆体位	协助病人大小便，取舒适体位；暴露输液部位
固定泵	调节输液架，将注射泵/输液泵安全固定在输液架或固定支架上（泵应在床沿以外），接通电源，打开电源开关（图3-2）
洗手、戴口罩	六步洗手法
操作前核对	两种以上方式核对病人信息，核对输液巡回卡与药液，床号、姓名、药名、剂量、药物浓度、给药时间、用法
检查药液质量	对光检查药液有无变色、浑浊、沉淀及絮状物等
安装、设置参数	1. 注射泵：排尽泵入液体中空气，将含药物注射器安装于注射器座中，移动推头至注射器活塞尾部，将注射器卡入推头的槽内，拉动固定夹将注射器固定于注射泵上（图3-3），确认仪器显示注射器的型号与实际相符（图3-4） 2. 输液泵：将药液按常规排气后，打开泵门，将输液管放置于输液泵的管道槽中（图3-5），关闭泵门，将调节器完全打开 3. 遵医嘱设置输注速度/预输液量及输注速度（图3-6）
垫治疗巾、移除胶布	移除输液接头的外固定胶布
洗手、戴手套	六步洗手法
消毒	1. 撕开酒精棉片的外包装，呈"口"状备用 2. 一手持导管接头上方，另一手持酒精棉片外包装，用酒精棉片用力多方位擦拭输液接头的横切面及外围5～15s，待自然干燥（输液接头消毒和待干时间依据产品说明书）
冲管	详见第八章第一节"冲管及封管操作规范"

图3-2　固定泵

注射泵　　50ml

图3-3　安装注射器　图3-4　确认注射器型号

输液泵

图3-5　安装输液管道　图3-6　设置参数

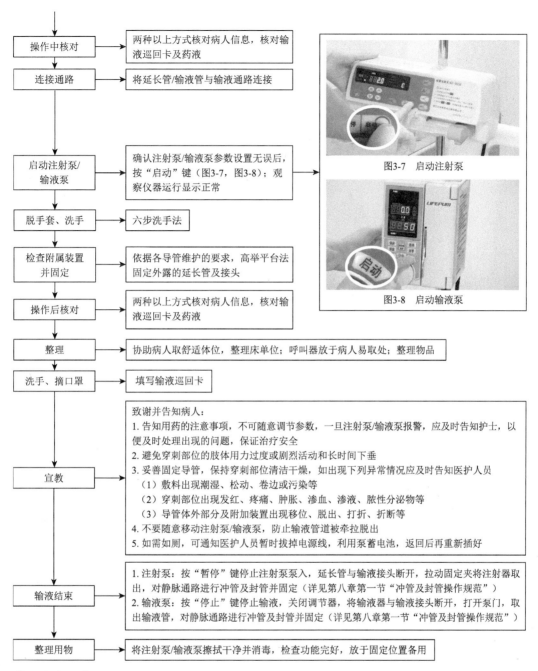

操作中核对	两种以上方式核对病人信息，核对输液巡回卡及药液
连接通路	将延长管/输液管与输液通路连接
启动注射泵/输液泵	确认注射泵/输液泵参数设置无误后，按"启动"键（图3-7，图3-8）；观察仪器运行显示正常
脱手套、洗手	六步洗手法
检查附属装置并固定	依据各导管维护的要求，高举平台法固定外露的延长管及接头
操作后核对	两种以上方式核对病人信息，核对输液巡回卡及药液
整理	协助病人取舒适体位，整理床单位；呼叫器放于病人易取处；整理物品
洗手、摘口罩	填写输液巡回卡

图3-7 启动注射泵

图3-8 启动输液泵

宣教	致谢并告知病人： 1. 告知用药的注意事项，不可随意调节参数，一旦注射泵/输液泵报警，应及时告知护士，以便及时处理出现的问题，保证治疗安全 2. 避免穿刺部位的肢体用力过度或剧烈活动和长时间下垂 3. 妥善固定导管，保持穿刺部位清洁干燥，如出现下列异常情况应及时告知医护人员 　（1）敷料出现潮湿、松动、卷边或污染等 　（2）穿刺部位出现发红、疼痛、肿胀、渗血、渗液、脓性分泌物等 　（3）导管体外部分及附加装置出现移位、脱出、打折、折断等 4. 不要随意移动注射泵/输液泵，防止输液管道被牵拉脱出 5. 如需如厕，可通知医护人员暂时拔掉电源线，利用泵蓄电池，返回后再重新插好
输液结束	1. 注射泵：按"暂停"键停止注射泵泵入，延长管与输液接头断开，拉动固定夹将注射器取出，对静脉通路进行冲管及封管并固定（详见第八章第一节"冲管及封管操作规范"） 2. 输液泵：按"停止"键停止输液，关闭调节器，将输液器与输液接头断开，打开泵门，取出输液管，对静脉通路进行冲管及封管并固定（详见第八章第一节"冲管及封管操作规范"）
整理用物	将注射泵/输液泵擦拭干净并消毒，检查功能完好，放于固定位置备用

【注意事项】

1. 护士应了解输液泵的工作原理，熟练掌握其使用方法。为了便于快速掌握不同型号注射泵/输液泵使用方法，每台注射泵/输液泵上应标注仪器的使用流程。

2. 使用前应确认注射泵/输液泵功能是否正常。

3. 根据药液性质或按输注药品说明书的要求，选择注射器、延长管及附加装置，输液附加装置宜选择螺旋接口。

4. 仪器运行过程中应加强巡视，注意观察注射剂量与设置参数是否相符、局部有无外渗、管道连接是否紧密等，及时、正确处理各种报警及故障。

5. 为保证输液装置的无菌状态，减少感染的发生，持续使用时，应每 24h 更换一次注射器、延长管或输液器。

6. 定期检查保养，保持设备清洁干燥，防止液体滴入泵内造成机器失灵。依据产品使用说明书制定注射泵 / 输液泵的预防性维护周期。

第二节　静脉给药辅助装置应用评分标准

项目	标准要求	是	否
环境准备	安静、清洁，温湿度适宜，光线充足		
人员准备	仪表大方、举止端庄		
	服装、鞋帽整洁，佩戴胸卡		
	修剪指甲、洗手		
物品准备	治疗车上层：泵入液体（在治疗室内按无菌要求连接延长管）/ 输入液体（在治疗室内按无菌要求插入输液器）、根据导管类型按需准备一次性专用冲洗装置 / 注射器（内置不含防腐剂的 0.9% 氯化钠溶液）、治疗巾、酒精棉片、胶布、手套、注射泵 / 输液泵、输液巡回卡、洗手液		
	治疗车下层：生活垃圾袋、医用垃圾袋、锐器盒		
评估	病人病情、年龄、意识状态、心肺功能、自理能力及合作程度等		
	病人过敏史、用药史		
	敷料有无潮湿、松动、卷边或污染		
	穿刺部位有无发红、疼痛、肿胀、渗血、渗液、脓性分泌物等		
	评估导管通畅性、导管长度（内置 / 外露）及日期（穿刺 / 更换敷料），导管体外部分及附加装置有无移位、脱出、打折、折断等		
	导管内有无血液残留等		
操作流程	备齐物品，检查注射泵 / 输液泵功能正常，推车至床旁		
	自我介绍		
	两种以上方式核对病人信息（姓名、床尾卡、腕带等）		
	告知病人操作目的、方法、输入药物及液体的名称、剂量和作用等		
	告知病人使用注射泵 / 输液泵的目的，取得病人配合		
	协助病人大小便，取舒适体位		
	暴露输液部位		
	调节输液架		
	将注射泵 / 输液泵安全固定在输液架或固定支架上（泵应在床沿以外）		
	接通电源，打开电源开关		
	六步洗手法洗手，戴口罩		
	两种以上方式核对病人信息		
	核对输液巡回卡与药液，床号、姓名、药名、剂量、药物浓度、给药时间、用法		
	对光检查药液有无变色、浑浊、沉淀及絮状物等		
	安装、设置参数		
	注射泵：排尽泵入液体中空气，将含药物注射器安装于注射器座中，移动推头至注射器活塞尾部，将注射器卡入推头的槽内，拉动固定夹将注射器固定于注射泵上，确认仪器显示注射器的型号与实际相符		
	输液泵：将药液按常规排气后，打开泵门，将输液管放置于输液泵的管道槽中，关闭泵门，将调节器完全打开		
	遵医嘱设置输注速度 / 预输液量及输注速度		
	垫治疗巾		
	移除输液接头的外固定胶布		
	六步洗手法洗手，戴手套		

续表

项目	标准要求	是	否
操作流程	**消毒**		
	撕开酒精棉片的外包装，呈"口"状备用		
	一手持导管接头上方，另一手持酒精棉片外包装，用酒精棉片用力多方位擦拭输液接头的横切面及外围 5～15s（输液接头消毒和待干时间依据产品说明书）		
	待自然干燥		
	冲管		
	两种以上方式核对病人信息		
	核对输液巡回卡及药液		
	将延长管／输液管与输液通路连接		
	确认注射泵／输液泵设置无误后，按"启动"键；观察仪器运行显示正常		
	脱手套，六步洗手法洗手		
	检查附属装置并固定，依据各导管维护的要求，高举平台法固定外露的延长管及接头		
	两种以上方式核对病人信息		
	核对输液巡回卡及药液		
	协助病人取舒适体位，整理床单位		
	呼叫器放于病人易取处		
	整理物品		
	六步洗手法洗手、摘口罩		
	填写输液巡回卡		
	致谢病人		
	输液结束		
	注射泵：按"暂停"键停止注射泵泵入，延长管与输液接头断开，拉动固定夹将注射器取出，对静脉通路进行冲管及封管并固定		
	输液泵：按"停止"键停止输液，关闭调节器，将输液器与输液接头断开，打开泵门，取出输液管，对静脉通路进行冲管及封管并固定		
	将注射泵／输液泵擦拭干净并消毒，检查功能完好，放于固定位置		
宣教指导	告知用药的注意事项，不可随意调节参数，一旦注射泵／输液泵报警，应及时告知护士，以便及时处理出现的问题，保证治疗安全		
	避免穿刺部位的肢体用力过度或剧烈活动和长时间下垂		
	妥善固定导管，保持穿刺部位清洁干燥		
	如出现下列异常情况应及时告知医护人员：敷料出现潮湿、松动、卷边或污染等；穿刺部位出现发红、疼痛、肿胀、渗血、渗液、脓性分泌物等；导管体外部分及附加装置出现移位、脱出、打折、折断等		
	不要随意移动注射泵／输液泵，防止输液管道被牵拉脱出		
	如需如厕，可通知医护人员暂时拔掉电源线，利用泵蓄电池，返回后再重新插好		
相关知识	考核 2 项相关知识点		
整体评价	严格执行"三查七对"制度，查对到位		
	以病人为中心，人文关怀贯穿全程，沟通有效，能做到关心病人，确保安全		
	符合无菌操作原则，操作规范、娴熟		

第四章　静　脉　采　血

静脉采血是临床工作常用的操作技术，通过对血液进行检测，可协助判断病人的病理改变及病情发展，准确可靠的检测结果对疾病的诊断和治疗起着指导性的作用。其中血液采集方式、采集时间、采集部位、送检时间等诸多因素会对检测结果产生一定的影响，而规范化的静脉采血操作是取得准确检测结果的第一步。

静脉血标本采集是自静脉抽取血标本的方法。常用的静脉有，①四肢浅静脉：上肢常用肘部浅静脉（贵要静脉、肘正中静脉、头静脉）、腕部及手背静脉；下肢常用大隐静脉、小隐静脉及足背静脉；②颈外静脉：常用于婴幼儿的静脉采血；③股静脉：位于股三角区，在股神经和股动脉的内侧。真空采血法是目前最佳的静脉血采集方法。

第一节　静脉采血操作规范

静脉采血操作规范

【目的】

为病人采集并留取静脉血标本，用于化验检查（包括全血标本、血清标本、血浆标本、血培养标本），为疾病的诊断、治疗和预后提供依据。

【准备】

1. 环境准备　安静、清洁，温湿度适宜，光线充足，必要时使用屏风遮挡。

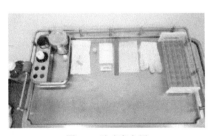

图 4-1　治疗车上层

2. 人员准备　仪表大方、举止端庄；服装、鞋帽整洁；佩戴胸卡；修剪指甲、洗手。

3. 物品准备　①治疗车上层：无菌敷贴、真空采血针、采血管（根据需采集的标本类型选择并按采集顺序摆放）、条形码、压脉带、治疗巾、消毒物品（2% 葡萄糖酸氯己定乙醇溶液、无菌棉签）、试管架、洗手液、手套（图 4-1）；②治疗车下层：生活垃圾袋、医用垃圾袋、锐器盒（见图 1-2）。

【操作流程—以肘正中静脉为例】

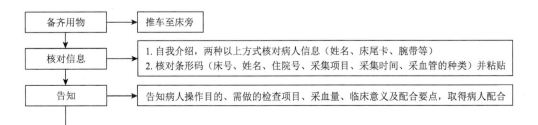

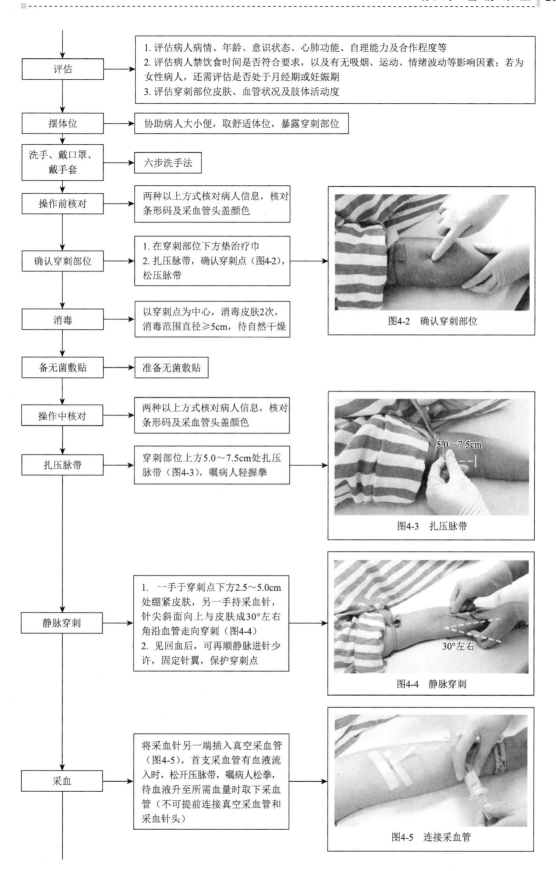

评估	1. 评估病人病情、年龄、意识状态、心肺功能、自理能力及合作程度等 2. 评估病人禁饮食时间是否符合要求，以及有无吸烟、运动、情绪波动等影响因素；若为女性病人，还需评估是否处于月经期或妊娠期 3. 评估穿刺部位皮肤、血管状况及肢体活动度
摆体位	协助病人大小便，取舒适体位，暴露穿刺部位
洗手、戴口罩、戴手套	六步洗手法
操作前核对	两种以上方式核对病人信息，核对条形码及采血管头盖颜色
确认穿刺部位	1. 在穿刺部位下方垫治疗巾 2. 扎压脉带，确认穿刺点（图4-2），松压脉带

图4-2 确认穿刺部位

消毒	以穿刺点为中心，消毒皮肤2次，消毒范围直径≥5cm，待自然干燥
备无菌敷贴	准备无菌敷贴
操作中核对	两种以上方式核对病人信息，核对条形码及采血管头盖颜色
扎压脉带	穿刺部位上方5.0～7.5cm处扎压脉带（图4-3），嘱病人轻握拳

5.0～7.5cm

图4-3 扎压脉带

静脉穿刺	1. 一手于穿刺点下方2.5～5.0cm处绷紧皮肤，另一手持采血针，针尖斜面向上与皮肤成30°左右角沿血管走向穿刺（图4-4） 2. 见回血后，可再顺静脉进针少许，固定针翼，保护穿刺点

30°左右

图4-4 静脉穿刺

采血	将采血针另一端插入真空采血管（图4-5），首支采血管有血液流入时，松开压脉带，嘱病人松拳，待血液升至所需血量时取下采血管（不可提前连接真空采血管和采血针头）

图4-5 连接采血管

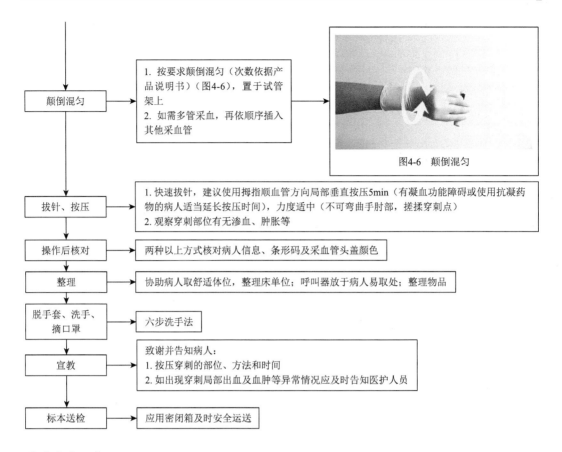

颠倒混匀 → 1. 按要求颠倒混匀（次数依据产品说明书）（图4-6），置于试管架上
2. 如需多管采血，再依顺序插入其他采血管

图4-6　颠倒混匀

拔针、按压 → 1. 快速拔针，建议使用拇指顺血管方向局部垂直按压5min（有凝血功能障碍或使用抗凝药物的病人适当延长按压时间），力度适中（不可弯曲手肘部，搓揉穿刺点）
2. 观察穿刺部位有无渗血、肿胀等

操作后核对 → 两种以上方式核对病人信息、条形码及采血管头盖颜色

整理 → 协助病人取舒适体位，整理床单位；呼叫器放于病人易取处；整理物品

脱手套、洗手、摘口罩 → 六步洗手法

宣教 → 致谢并告知病人：
1. 按压穿刺的部位、方法和时间
2. 如出现穿刺局部出血及血肿等异常情况应及时告知医护人员

标本送检 → 应用密闭箱及时安全运送

【注意事项】

1. 遵循外周静脉血标本的质量管理要求，严格执行查对制度和无菌技术操作原则。

2. 粘贴条形码时注意，①竖向粘贴在采血管上，尽量居中；②与采血管头盖距离不宜过近（建议距离 5～8mm）；③粘贴时尽量覆盖在采血管原有标签纸上，以保证观察窗清晰可见。

3. 若病人采取坐位采血，需将采血侧上肢完全伸直，采取直肘姿势，即保证上臂与前臂在一条直线上。

4. 扎压脉带不可过紧，尽可能缩短绑扎时间，建议以不超过 1min 为宜，避免引起局部淤血、静脉扩张及影响检测结果；若压脉带在同一位置绑扎超过 1min，建议松开并等待 2min 后重新绑扎；扎压脉带时病人不要多次进行松紧拳头的动作，以免出现假性高钾血症；在测定乳酸时，不可使用压脉带，否则检测结果会偏高。

5. 穿刺及采血时应尽量使病人采血部位保持向下，以防采血管中的血回流到病人静脉。

6. 向厌氧瓶内注入血液时需注意勿将空气注入瓶内。如使用真空采血针采集时，应先注入需氧瓶；如使用注射器采集时，应先注入厌氧瓶。

7. 一旦穿刺失败，立即松解压脉带，拔出采血针，禁止反复回针；采血不顺利时只能向外抽，而不能向静脉内推，以免注入空气、形成血栓而造成严重后果。

8. 宜在完成每一位病人血标本采集后更换新的手套，如条件不允许，至少在完成每一位病人血标本采集后使用速干手消毒剂进行消毒。针对特殊病人如隔离病人或疑有传染倾向病人等，需严格执行一人一手套一更换；为血液传播性疾病病人采血时必须戴双层手套。

9. 禁止在如下部位进行外周静脉采血。

（1）输液、输血同侧手臂。

（2）局部红肿炎性反应区域。

（3）乳房切除术后的同侧手臂。

（4）大范围瘢痕、烧伤及残疾的部位。

（5）水肿部位。

（6）血肿部位。

（7）动静脉瘘管同侧手臂。

10. 同时采集多种血标本时，可参考世界卫生组织（World Health Organization，WHO）推荐顺序采血：血培养瓶→无添加剂管→凝血管（蓝）→促凝管（红）→血清分离管（黄）→肝素管（绿）→乙二胺四乙酸（ethylenediaminetetraacetic acid，EDTA）管（紫）→葡萄糖酵解抑制剂管（灰）；由于血沉管（黑）抗凝剂为枸橼酸钠，与凝血管一致，因此一般于凝血管后采集。

11. 静脉血标本采集后宜及时送检，宜在 2h 内完成送检及离心分离血清 / 血浆（全血检测标本除外），特殊标本按要求时间送达；送检过程中避免阳光照射、过度震荡等，防止标本溶血。

第二节 静脉采血评分标准

项目	标准要求	是	否
环境准备	安静、清洁，温湿度适宜，光线充足，必要时使用屏风遮挡		
人员准备	仪表大方、举止端庄		
	服装、鞋帽整洁，佩戴胸卡		
	修剪指甲、洗手		
物品准备	治疗车上层：无菌敷贴、真空采血针、采血管（根据需采集的标本类型选择并按采集顺序摆放）、条形码、压脉带、治疗巾、消毒物品（2% 葡萄糖酸氯己定乙醇溶液、无菌棉签）、试管架、洗手液、手套		
	治疗车下层：生活垃圾袋、医用垃圾袋、锐器盒		
评估	病人病情、年龄、意识状态、心肺功能、自理能力及合作程度等		
	病人禁饮食时间是否符合要求		
	病人有无吸烟、运动、情绪波动等；若为女性病人，还需评估是否处于月经期或妊娠期		
	病人穿刺部位的皮肤状况		
	病人穿刺部位的血管状况		
	病人穿刺部位的肢体活动度		
操作流程	备齐物品，推车至床旁		
	自我介绍		
	两种以上方式核对病人信息（姓名、床尾卡、腕带等）		
	核对条形码（床号、姓名、住院号、采集项目、采集时间、采血管的种类）并粘贴		
	告知病人操作目的、需做的检查项目、采血量、临床意义		
	告知病人配合要点，取得病人配合		
	协助病人大小便，取舒适体位		

项目	标准要求	是	否
操作流程	暴露穿刺部位		
	六步洗手法洗手，戴口罩，戴手套		
	两种以上方式核对病人信息		
	核对条形码及采血管头盖颜色		
	垫治疗巾		
	扎压脉带，确认穿刺点，松压脉带		
	以穿刺点为中心，消毒皮肤 2 次，消毒范围直径 ≥5cm		
	待自然干燥		
	准备无菌敷贴		
	两种以上方式核对病人信息		
	核对条形码及采血管头盖颜色		
	穿刺部位上方 5.0 ～ 7.5cm 处扎压脉带，嘱病人轻握拳		
	静脉穿刺		
	一手于穿刺点下方 2.5 ～ 5.0cm 处绷紧皮肤		
	另一手持采血针，针尖斜面向上与皮肤成 30° 左右角沿血管走向穿刺		
	见回血后，可再顺静脉进针少许，固定针翼，保护穿刺点		
	将采血针另一端插入真空采血管，首支采血管有血液流入时，松开压脉带，嘱病人松拳，待血液升至所需血量时取下采血管（不可提前连接真空采血管与采血针头）		
	按要求颠倒混匀（次数依据产品说明书）		
	置于试管架上		
	如需多管采血，再依顺序插入其他采血管		
	快速拔针，建议使用拇指顺血管方向局部垂直按压 5min（有凝血功能障碍或使用抗凝药物的病人适当延长按压时间），力度适中（不可弯曲手肘部，搓揉穿刺点）		
	观察穿刺部位有无渗血、肿胀等		
	两种以上方式核对病人信息		
	核对条形码及采血管头盖颜色		
	协助病人取舒适体位，整理床单位		
	呼叫器放于病人易取处		
	整理物品		
	脱手套，六步洗手法洗手，摘口罩		
	致谢病人		
	应用密闭箱及时安全运送		
宣教指导	按压穿刺的部位、方法和时间		
	如出现穿刺局部出血及血肿等异常情况应及时告知医护人员		
相关知识	考核 2 项相关知识点		
整体评价	严格执行"三查七对"制度，查对到位		
	以病人为中心，人文关怀贯穿全程，沟通有效，能做到关心病人，确保安全		
	符合无菌操作原则，操作规范、娴熟，采集成功		

第五章 密闭式静脉输血

静脉输血（venous transfusion）是将全血或成分血如血浆、红细胞、白细胞或血小板等通过密闭式输血装置从静脉输入体内的方法。输血是急救和治疗疾病的重要措施之一，在临床上广泛应用。近年来，输血理论与技术发展迅速，无论是在血液的保存与管理、血液成分的分离，还是在献血者的检测及输血器材的改进等方面，都取得了明显的进步，为临床安全、有效、节约用血提供了保障。

静脉输血的适应证：各种原因引起的大出血、贫血或低蛋白血症、严重感染、凝血功能障碍。禁忌证：急性肺水肿、充血性心力衰竭、肺栓塞、恶性高血压、真性红细胞增多症、肾功能极度衰竭及对输血有变态反应者。

第一节 密闭式静脉输血操作规范

【目的】

密闭式静脉输血操作规范

1. 补充血容量。

2. 纠正贫血，增加血红蛋白含量。

3. 补充血浆蛋白。

4. 补充凝血因子及血小板。

5. 输入抗体、补体等血液成分。

6. 排除有害物质。

【准备】

1. 环境准备 安静、清洁，温湿度适宜，光线充足。

2. 人员准备 仪表大方、举止端庄；服装、鞋帽整洁；佩戴胸卡；修剪指甲、洗手。

3. 物品准备 ①治疗车上层：血液制品、配血报告单、输血器、0.9%氯化钠溶液（在治疗室内按无菌要求插入输血器）、消毒物品（2%葡萄糖酸氯己定乙醇溶液、无菌棉签）、酒精棉片、治疗巾、医嘱执行单、巡回卡、胶布、洗手液、手套（图5-1）；②治疗车下层：生活垃圾袋、医用垃圾袋、锐器盒、空瓶回收盒（图5-2）。

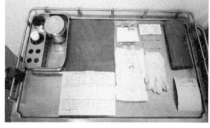

图 5-1 治疗车上层

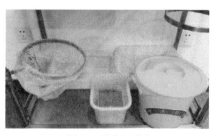

图 5-2 治疗车下层

【操作流程—以已建立静脉通路为例】

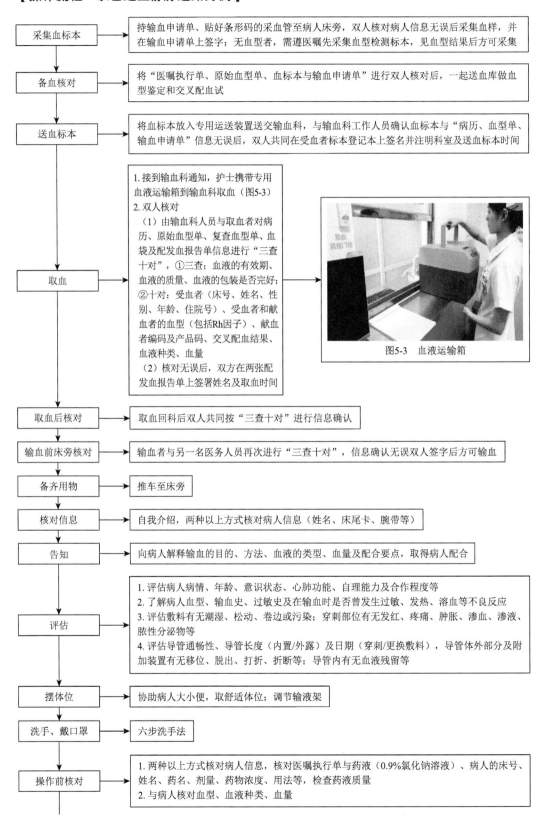

| 采集血标本 | → | 持输血申请单、贴好条形码的采血管至病人床旁，双人核对病人信息无误后采集血样，并在输血申请单上签字；无血型者，需遵医嘱先采集血型检测标本，见血型结果后方可采集 |

| 备血核对 | → | 将"医嘱执行单、原始血型单、血标本与输血申请单"进行双人核对后，一起送血库做血型鉴定和交叉配血试 |

| 送血标本 | → | 将血标本放入专用运送装置送交输血科，与输血科工作人员确认血标本与"病历、血型单、输血申请单"信息无误后，双人共同在受血者标本登记本上签名并注明科室及送血标本时间 |

| 取血 | → | 1. 接到输血科通知，护士携带专用血液运输箱到输血科取血（图5-3）
2. 双人核对
　（1）由输血科人员与取血者对病历、原始血型单、复查血型单、血袋及配发血报告单信息进行"三查十对"，①三查：血液的有效期、血液的质量、血液的包装是否完好；②十对：受血者（床号、姓名、性别、年龄、住院号）、受血者和献血者的血型（包括Rh因子）、献血者编码及产品码、交叉配血结果、血液种类、血量
　（2）核对无误后，双方在两张配发血报告单上签署姓名及取血时间 |

图5-3　血液运输箱

| 取血后核对 | → | 取血回科后双人共同按"三查十对"进行信息确认 |

| 输血前床旁核对 | → | 输血者与另一名医务人员再次进行"三查十对"，信息确认无误双人签字后方可输血 |

| 备齐用物 | → | 推车至床旁 |

| 核对信息 | → | 自我介绍，两种以上方式核对病人信息（姓名、床尾卡、腕带等） |

| 告知 | → | 向病人解释输血的目的、方法、血液的类型、血量及配合要点，取得病人配合 |

| 评估 | → | 1. 评估病人病情、年龄、意识状态、心肺功能、自理能力及合作程度等
2. 了解病人血型、输血史、过敏史及在输血时是否曾发生过敏、发热、溶血等不良反应
3. 评估敷料有无潮湿、松动、卷边或污染；穿刺部位有无发红、疼痛、肿胀、渗血、渗液、脓性分泌物等
4. 评估导管通畅性、导管长度（内置/外露）及日期（穿刺/更换敷料），导管体外部分及附加装置有无移位、脱出、打折、折断等；导管内有无血液残留等 |

| 摆体位 | → | 协助病人大小便，取舒适体位；调节输液架 |

| 洗手、戴口罩 | → | 六步洗手法 |

| 操作前核对 | → | 1. 两种以上方式核对病人信息，核对医嘱执行单与药液（0.9%氯化钠溶液）、病人的床号、姓名、药名、剂量、药物浓度、用法等，检查药液质量
2. 与病人核对血型、血液种类、血量 |

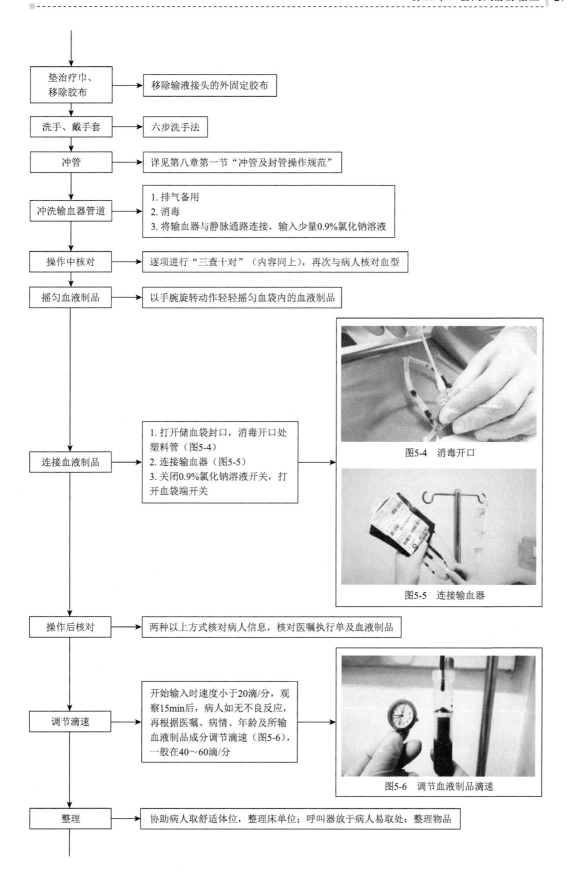

垫治疗巾、移除胶布 → 移除输液接头的外固定胶布

洗手、戴手套 → 六步洗手法

冲管 → 详见第八章第一节"冲管及封管操作规范"

冲洗输血器管道 →
1. 排气备用
2. 消毒
3. 将输血器与静脉通路连接，输入少量0.9%氯化钠溶液

操作中核对 → 逐项进行"三查十对"（内容同上），再次与病人核对血型

摇匀血液制品 → 以手腕旋转动作轻轻摇匀血袋内的血液制品

连接血液制品 →
1. 打开储血袋封口，消毒开口处塑料管（图5-4）
2. 连接输血器（图5-5）
3. 关闭0.9%氯化钠溶液开关，打开血袋端开关

图5-4 消毒开口

图5-5 连接输血器

操作后核对 → 两种以上方式核对病人信息，核对医嘱执行单及血液制品

调节滴速 → 开始输入时速度小于20滴/分，观察15min后，病人如无不良反应，再根据医嘱、病情、年龄及所输血液制品成分调节滴速（图5-6），一般在40～60滴/分

图5-6 调节血液制品滴速

整理 → 协助病人取舒适体位，整理床单位；呼叫器放于病人易取处；整理物品

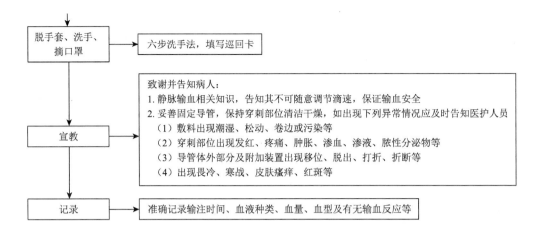

【输血结束后】

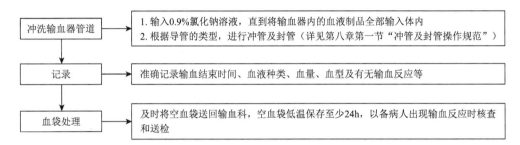

【注意事项】

1. 采血时注意，①根据医嘱正确采集血样，严禁同时采集两个病人的血样，以免发生混淆等不良事件；②血标本及输血用交叉配血标本不能共用一管血，也不能同时一针分管采集。

2. 取血时需使用具有保温性能的专用血液运输箱，注意防摔、防剧烈震动、防晒、防倾倒、防潮湿。

3. 如血液制品有下列异常情况则应与输血科沟通。

（1）标签破损、字迹不清。

（2）血袋有破损、漏血。

（3）血液中有明显凝块。

（4）血浆呈乳糜状或暗灰色，有明显气泡、絮状物或粗大颗粒。

（5）未摇动时血浆层与红细胞的界面不清或交界面上出现溶血。

（6）红细胞层呈紫红色。

（7）过期或其他需查证的情况。

4. 取血后尽快返回科室，根据情况可在室温放置 15 ~ 20min，最多不能超过 30min，应尽快输注，不得自行储血。

5. 输血前后应用 0.9% 氯化钠溶液冲洗输血管道；再接下一袋血或连续输入不同供血者的血液时，应在前一袋血输尽后，用 0.9% 氯化钠溶液冲洗输血器，再接下一袋血继续输注，以防发生不良反应。

6. 血液制品不可加热，若需要大量快速输血或给冷凝集病人输血，需使用专用加温设备。

7. 血液制品不可随意加入如钙剂、酸性及碱性药物、高渗或低渗溶液等，以防血液凝集或溶解。

8. 如在输成分血的同时还需输全血，则应先输成分血，后输全血，以保证成分血能发挥最好的效果。

9. 输血前、输血 5 ～ 15min 内及输血后根据病人情况按照需要测量病人的生命体征；对年老体弱、严重贫血、心力衰竭病人应谨慎，滴速宜慢。

10. 输血过程中严密观察病情变化，出现输血反应时立刻停止输血，并更换输血器，用 0.9% 氯化钠溶液维持静脉通路，及时通知医生，做好抢救准备，保留余血及输血器，上报输血科并记录。输血结束后至少 24h 内，要持续观察并询问病人有无不良反应。

11. 对急症输血或大量输血病人可行加压输血，输血时可直接挤压血袋、卷压血袋输血或应用加压输血器等；加压输血时，护士必须在床旁守护，输血完毕及时拔针，避免发生空气栓塞反应。

12. 输液器与输血器过滤网的孔径不同，故输血器不能用于输液。用于输注全血、成分血或生物制剂的输血器需 4h 更换一次。

【血液制品输注时间】

所有血液制品取回后都应尽快输注，具体要求如下：

1. 全血、成分血和其他血液制品应于从血库取出后 30min 内输注，1 个单位的全血或成分血应在 4h 内输注完毕。

2. 1 个治疗量浓缩血小板一般 30min 左右输注完毕；如心功能不全，应在 60min 内输注完毕。

3. 为补充凝血因子，血浆融化后即可输注，融化后所有血浆应在 4 ～ 6h 内输注完毕；心功能较好的成年病人 200ml 血浆一般在 20min 内输注完毕。

4. 1 个单位冷沉淀应在 10min 内输注完毕，融化后所有冷沉淀应在 4 ～ 6h 内输注完毕。

第二节　密闭式静脉输血评分标准

项目	标准要求	是	否
环境准备	安静、清洁，温湿度适宜，光线充足		
人员准备	仪表大方、举止端庄		
	服装、鞋帽整洁，佩戴胸卡		
	修剪指甲、洗手		
物品准备	治疗车上层：血液制品、配血报告单、输血器、0.9% 氯化钠溶液（在治疗室内按无菌要求插入输血器）、消毒物品（2% 葡萄糖酸氯己定乙醇溶液、无菌棉签）、酒精棉片、治疗巾、医嘱执行单、巡回卡、胶布、洗手液、手套		
	治疗车下层：生活垃圾袋、医用垃圾袋、锐器盒、空瓶回收盒		
评估	病人病情、年龄、意识状态、心肺功能、自理能力及合作程度等		
	了解病人血型、输血史、过敏史及不良反应史		
	敷料有无潮湿、松动、卷边或污染		

续表

项目	标准要求	是	否
评估	穿刺部位有无发红、疼痛、肿胀、渗血、渗液、脓性分泌物等		
	导管通畅性、导管长度（内置／外露）及日期（穿刺／更换敷料），导管体外部分及附加装置有无移位、脱出、打折、折断等		
	导管内有无血液残留等		
操作流程	**采集血标本**		
	持输血申请单、贴好条形码的采血管至病人床旁		
	双人核对病人信息无误后采集血样，并在输血申请单上签字		
	无血型者，需遵医嘱先采集血型检测标本，见血型结果后方可采集		
	备血核对		
	将"医嘱执行单、原始血型单、血标本与输血申请单"进行双人核对		
	一起送血库做血型鉴定和交叉配血试验		
	送血标本		
	将血标本放入专用运送装置送交输血科		
	与输血科工作人员确认血标本与"病历、血型单、输血申请单"信息无误		
	双人共同在受血者标本登记本上签名并注明科室及送血标本时间		
	取血		
	接到输血科通知，护士携带专用血液运输箱到输血科取血		
	由输血科人员与取血者对病历、原始血型单、复查血型单、血袋及配发血报告单信息进行"三查十对"，①三查：血液的有效期、血液的质量、血液的包装是否完好；②十对：受血者（床号、姓名、性别、年龄、住院号）、受血者和献血者的血型（包括 Rh 因子）、献血者编码及产品码、交叉配血结果、血液种类、血量		
	核对无误后，双方在两张配发血报告单上签署姓名及取血时间		
	取血回科后双人共同按"三查十对"进行信息确认		
	输血前床旁核对		
	输血者与另一名医务人员再次进行"三查十对"		
	信息确认无误双人签字后方可输血		
	备齐用物，推车至床旁		
	自我介绍		
	两种以上方式核对病人信息（姓名、床尾卡、腕带等）		
	向病人解释输血的目的、方法、血液的类型、血量及配合要点，取得病人配合		
	协助病人大小便，取舒适体位		
	调节输液架		
	六步洗手法洗手、戴口罩		
	两种以上方式核对病人信息，核对医嘱执行单与药液（0.9% 氯化钠溶液）、病人的床号、姓名、药名、剂量、药物浓度、用法等		
	检查药液质量		
	与病人核对血型、血液种类、血量		
	垫治疗巾，移除输液接头的外固定胶布		
	六步洗手法洗手、戴手套		
	冲管		

项目	标准要求	是	否
操作流程	**冲洗输血器管道**		
	排气备用		
	消毒		
	将输血器与静脉通路连接，输入少量 0.9% 氯化钠溶液		
	逐项进行"三查十对"（内容同上）		
	再次与病人核对血型		
	以手腕旋转动作轻轻摇匀血袋内的血液制品		
	连接血液制品		
	打开储血袋封口，消毒开口处塑料管		
	连接输血器		
	关闭 0.9% 氯化钠溶液开关，打开血袋端开关		
	两种以上方式核对病人信息		
	核对医嘱执行单及血液制品		
	调节滴速		
	开始输入时速度小于 20 滴／分		
	观察 15min 后如无不良反应，再根据医嘱、病情、年龄及所输血液制品成分调节滴速，一般在 40～60 滴／分		
	协助病人取舒适体位，整理床单位		
	呼叫器放于病人易取处		
	整理物品		
	脱手套、六步洗手法洗手、摘口罩		
	填写巡回卡		
	致谢病人		
	准确记录输注时间、血液种类、血量、血型及有无输血反应等		
	输血结束后		
	输入 0.9% 氯化钠溶液，直到将输血器内的血液制品全部输入体内		
	根据导管的类型，进行冲管及封管		
	准确记录输血结束时间、血液种类、血量、血型及有无输血反应等		
	及时将空血袋送回输血科，空血袋低温保存至少 24h，以备病人出现输血反应时核查和送检		
宣教指导	静脉输血相关知识，告知其不可随意调节滴速，保证输血安全		
	妥善固定导管，保持穿刺部位清洁干燥		
	如出现下列异常情况应及时告知医护人员：敷料出现潮湿、松动、卷边或污染等；穿刺部位出现发红、疼痛、肿胀、渗血、渗液、脓性分泌物等；导管体外部分及附加装置出现移位、脱出、打折、断裂等；出现畏寒、寒战、皮肤瘙痒、红斑等		
相关知识	考核 2 项相关知识点		
整体评价	严格执行"三查十对"制度，查对到位		
	以病人为中心，人文关怀贯穿全程，沟通有效，能做到关心病人，确保安全		
	符合无菌操作原则，操作规范、娴熟		

第六章　经外周静脉置入中等长度导管

　　经外周静脉置入中等长度导管，经贵要静脉、头静脉或肱静脉将导管置入到上臂中，导管尖端位置与腋窝平齐或靠近腋窝，处于肩下部。

　　经外周静脉置入中等长度导管宜用于中短期输液（1～4周），主要用于输注抗生素、液体补充和外周静脉耐受性好的镇痛药和溶液；不宜用于输注连续发疱剂、肠外营养或渗透压大于900mOsm/L的药物；不应用于高压注射泵注射造影剂。当病人有血栓病史、高凝状态、肢体血流减少或终末期肾病需要静脉保护时，避免使用中等长度导管。

第一节　经外周静脉置入中等长度导管操作规范

【目的】

　　1. 减少治疗过程中多次穿刺给病人带来的痛苦和对静脉的伤害。

　　2. 保证临床治疗、抢救中的及时用药。

经外周静脉置入中等
长度导管操作规范

【准备】

　　1. 环境准备　处置室清洁、明亮，紫外线消毒30～60min。

　　2. 人员准备　仪表大方、举止端庄；服装、鞋帽（手术帽）整洁；佩戴胸卡；修剪指甲、洗手。

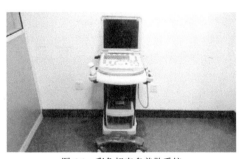

图6-1　彩色超声多普勒系统

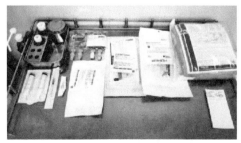

图6-2　治疗车上层

　　3. 物品准备　①彩色超声多普勒系统（图6-1）、耦合剂、记号笔；②治疗车上层：经外周穿刺的中心静脉导管、经外周置管的中心静脉导管套件及附件、超声血管导引穿刺套件、一次性中心静脉置管穿刺护理包（内含外科手套、一次性隔离衣、透明敷料、无纺布片、医用胶布、托盘、压脉带、医用脱脂棉球、剪刀、纸尺、吸水垫、治疗巾、孔巾、包巾、大单、海绵刷）、75%乙醇溶液（60ml）、2%葡萄糖酸氯己定乙醇溶液（60ml）、20ml注射器、1ml注射器、输液接头、2%利多卡因、0～10U/ml肝素盐水、0.9%氯化钠溶液100ml、医嘱执行单、洗手液（图6-2）；③治疗车下层：生活垃圾袋、医用垃圾袋、锐器盒（见图1-2）。

4. 病人准备　戴手术帽，戴口罩，穿清洁病员服。

【操作流程】

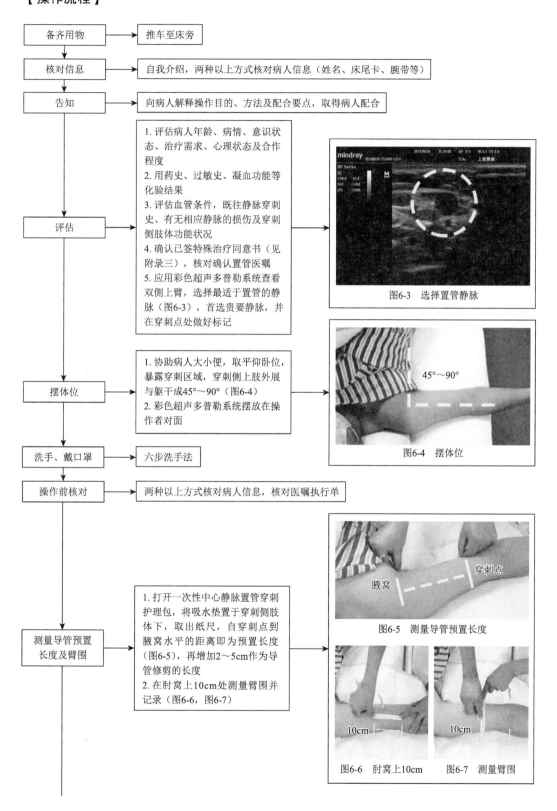

备齐用物 → 推车至床旁

核对信息 → 自我介绍，两种以上方式核对病人信息（姓名、床尾卡、腕带等）

告知 → 向病人解释操作目的、方法及配合要点，取得病人配合

评估 →
1. 评估病人年龄、病情、意识状态、治疗需求、心理状态及合作程度
2. 用药史、过敏史、凝血功能等化验结果
3. 评估血管条件，既往静脉穿刺史、有无相应静脉的损伤及穿刺侧肢体功能状况
4. 确认已签特殊治疗同意书（见附录三），核对确认置管医嘱
5. 应用彩色超声多普勒系统查看双侧上臂，选择最适于置管的静脉（图6-3），首选贵要静脉，并在穿刺点处做好标记

图6-3　选择置管静脉

摆体位 →
1. 协助病人大小便，取平仰卧位，暴露穿刺区域，穿刺侧上肢外展与躯干成45°～90°（图6-4）
2. 彩色超声多普勒系统摆放在操作者对面

45°～90°

图6-4　摆体位

洗手、戴口罩 → 六步洗手法

操作前核对 → 两种以上方式核对病人信息，核对医嘱执行单

测量导管预置长度及臂围 →
1. 打开一次性中心静脉置管穿刺护理包，将吸水垫置于穿刺侧肢体下，取出纸尺，自穿刺点到腋窝水平的距离即为预置长度（图6-5），再增加2～5cm作为导管修剪的长度
2. 在肘窝上10cm处测量臂围并记录（图6-6，图6-7）

腋窝　穿刺点

图6-5　测量导管预置长度

10cm　　10cm

图6-6　肘窝上10cm　　图6-7　测量臂围

消毒皮肤

1. 分别将75%乙醇溶液（图6-8A）及2%葡萄糖酸氯己定乙醇溶液（图6-8B）倒入托盘内
2. 以穿刺点为中心用75%乙醇溶液消毒3次，消毒范围直径≥20cm、两侧至臂缘（建议每次消毒方向与上次相反），待自然干燥（图6-9）
3. 以穿刺点为中心用2%葡萄糖酸氯己定乙醇溶液消毒3次，消毒范围直径≥20cm、两侧至臂缘（建议每次消毒方向与上次相反），待自然干燥（图6-10）

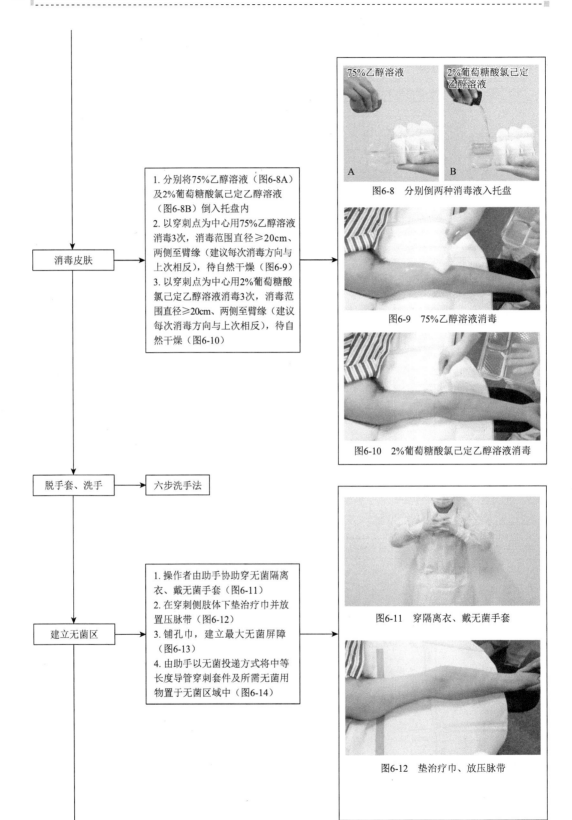

75%乙醇溶液　　　2%葡萄糖酸氯己定乙醇溶液

图6-8　分别倒两种消毒液入托盘

图6-9　75%乙醇溶液消毒

图6-10　2%葡萄糖酸氯己定乙醇溶液消毒

脱手套、洗手 → 六步洗手法

建立无菌区

1. 操作者由助手协助穿无菌隔离衣、戴无菌手套（图6-11）
2. 在穿刺侧肢体下垫治疗巾并放置压脉带（图6-12）
3. 铺孔巾，建立最大无菌屏障（图6-13）
4. 由助手以无菌投递方式将中等长度导管穿刺套件及所需无菌用物置于无菌区域中（图6-14）

图6-11　穿隔离衣、戴无菌手套

图6-12　垫治疗巾、放压脉带

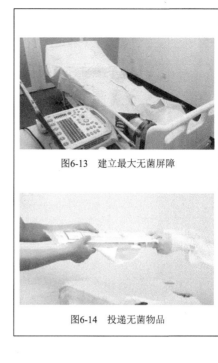

图6-13　建立最大无菌屏障

图6-14　投递无菌物品

| 预冲导管及套件 | → | 1. 20ml注射器分别抽取0.9%氯化钠溶液及肝素盐水
2. 1ml注射器抽取2%利多卡因备用
3. 冲洗导管，检查导管的完整性及通畅性，预冲延长管、连接器、减压套筒和输液接头，再将导管置于0.9%氯化钠溶液中浸润，预留注射器抽取0.9%氯化钠溶液及肝素盐水备用 |

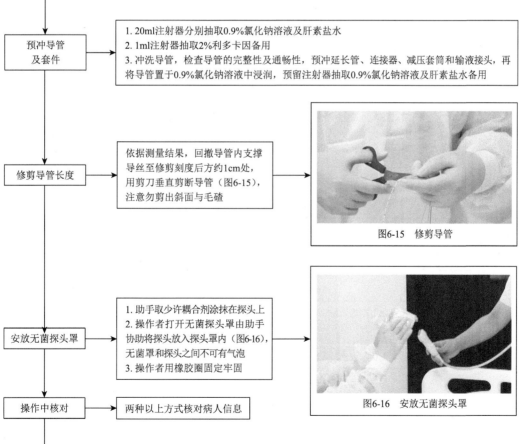

| 修剪导管长度 | → | 依据测量结果，回撤导管内支撑导丝至修剪刻度后方约1cm处，用剪刀垂直剪断导管（图6-15），注意勿剪出斜面与毛碴 |

图6-15　修剪导管

| 安放无菌探头罩 | → | 1. 助手取少许耦合剂涂抹在探头上
2. 操作者打开无菌探头罩由助手协助将探头放入探头罩内（图6-16），无菌罩和探头之间不可有气泡
3. 操作者用橡胶圈固定牢固 |

图6-16　安放无菌探头罩

| 操作中核对 | → | 两种以上方式核对病人信息 |

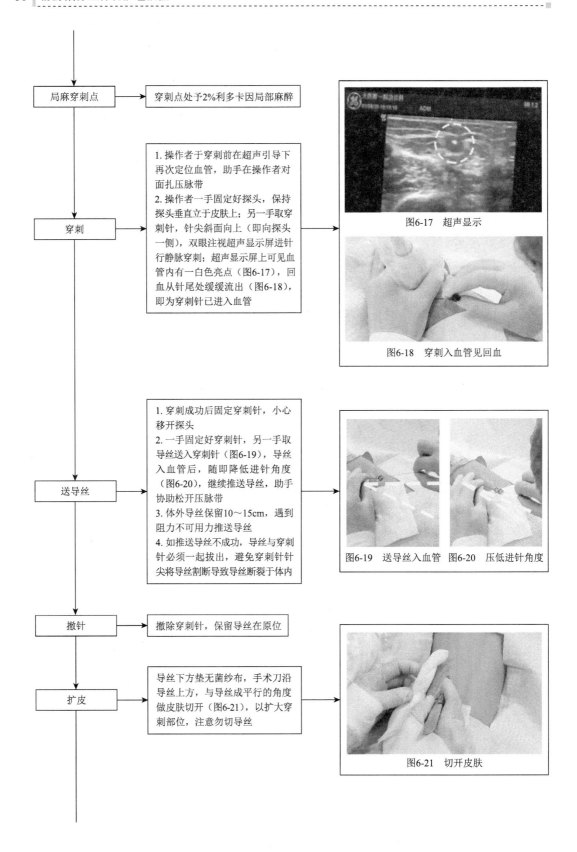

局麻穿刺点 → 穿刺点处予2%利多卡因局部麻醉

穿刺 →
1. 操作者于穿刺前在超声引导下再次定位血管，助手在操作者对面扎压脉带
2. 操作者一手固定好探头，保持探头垂直立于皮肤上；另一手取穿刺针，针尖斜面向上（即向探头一侧），双眼注视超声显示屏进针行静脉穿刺；超声显示屏上可见血管内有一白色亮点（图6-17），回血从针尾处缓缓流出（图6-18），即为穿刺针已进入血管

图6-17 超声显示

图6-18 穿刺入血管见回血

送导丝 →
1. 穿刺成功后固定穿刺针，小心移开探头
2. 一手固定好穿刺针，另一手取导丝送入穿刺针（图6-19），导丝入血管后，随即降低进针角度（图6-20），继续推送导丝，助手协助松开压脉带
3. 体外导丝保留10～15cm，遇到阻力不可用力推送导丝
4. 如推送导丝不成功，导丝与穿刺针必须一起拔出，避免穿刺针针尖将导丝割断导致导丝断裂于体内

图6-19 送导丝入血管 图6-20 压低进针角度

撤针 → 撤除穿刺针，保留导丝在原位

扩皮 → 导丝下方垫无菌纱布，手术刀沿导丝上方，与导丝成平行的角度做皮肤切开（图6-21），以扩大穿刺部位，注意勿切导丝

图6-21 切开皮肤

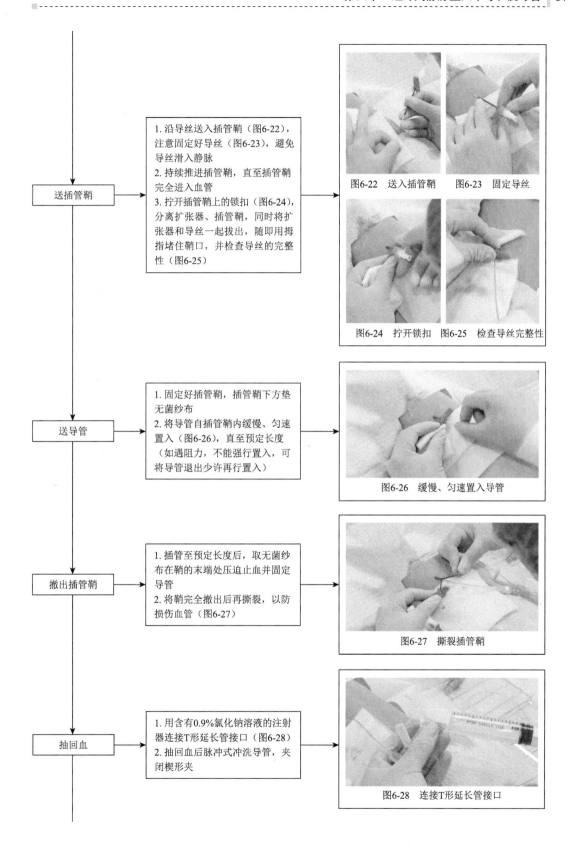

送插管鞘

1. 沿导丝送入插管鞘（图6-22），注意固定好导丝（图6-23），避免导丝滑入静脉
2. 持续推进插管鞘，直至插管鞘完全进入血管
3. 拧开插管鞘上的锁扣（图6-24），分离扩张器、插管鞘，同时将扩张器和导丝一起拔出，随即用拇指堵住鞘口，并检查导丝的完整性（图6-25）

图6-22　送入插管鞘　　图6-23　固定导丝

图6-24　拧开锁扣　　图6-25　检查导丝完整性

送导管

1. 固定好插管鞘，插管鞘下方垫无菌纱布
2. 将导管自插管鞘内缓慢、匀速置入（图6-26），直至预定长度（如遇阻力，不能强行置入，可将导管退出少许再行置入）

图6-26　缓慢、匀速置入导管

撤出插管鞘

1. 插管至预定长度后，取无菌纱布在鞘的末端处压迫止血并固定导管
2. 将鞘完全撤出后再撕裂，以防损伤血管（图6-27）

图6-27　撕裂插管鞘

抽回血

1. 用含有0.9%氯化钠溶液的注射器连接T形延长管接口（图6-28）
2. 抽回血后脉冲式冲洗导管，夹闭楔形夹

图6-28　连接T形延长管接口

撤出导管内导丝 → 一手固定住固定翼，一手拆除T形延长管，缓慢平直撤出导丝（图6-29）

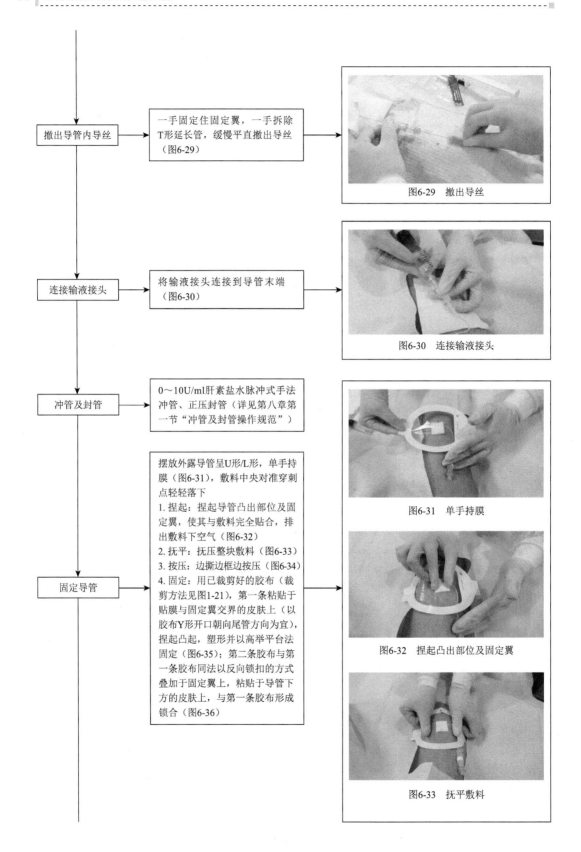

图6-29　撤出导丝

连接输液接头 → 将输液接头连接到导管末端（图6-30）

图6-30　连接输液接头

冲管及封管 → 0～10U/ml肝素盐水脉冲式手法冲管、正压封管（详见第八章第一节"冲管及封管操作规范"）

固定导管 → 摆放外露导管呈U形/L形，单手持膜（图6-31），敷料中央对准穿刺点轻轻落下
1. 捏起：捏起导管凸出部位及固定翼，使其与敷料完全贴合，排出敷料下空气（图6-32）
2. 抚平：抚压整块敷料（图6-33）
3. 按压：边撕边框边按压（图6-34）
4. 固定：用已裁剪好的胶布（裁剪方法见图1-21），第一条粘贴于贴膜与固定翼交界的皮肤上（以胶布Y形开口朝向尾管方向为宜），捏起凸起，塑形并以高举平台法固定（图6-35）；第二条胶布与第一条胶布同法以反向锁扣的方式叠加于固定翼上，粘贴于导管下方的皮肤上，与第一条胶布形成锁合（图6-36）

图6-31　单手持膜

图6-32　捏起凸出部位及固定翼

图6-33　抚平敷料

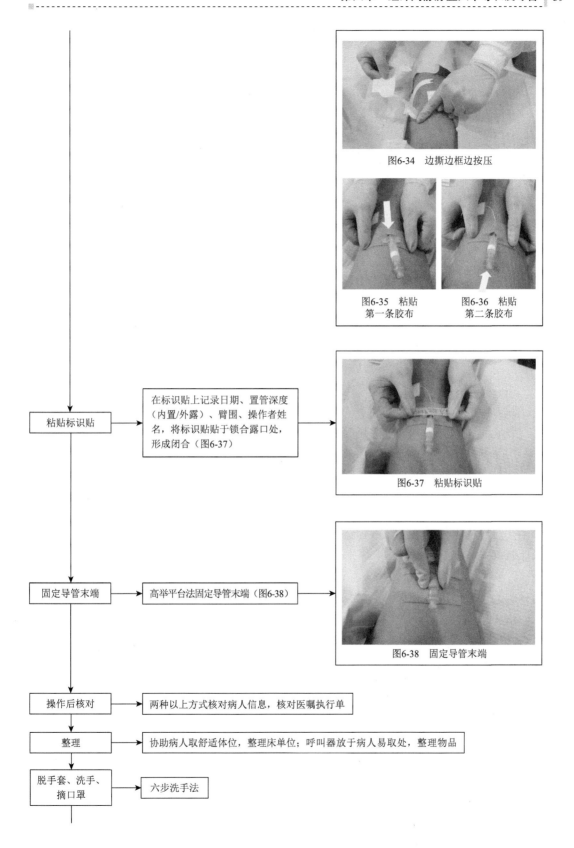

图6-34 边撕边框边按压

图6-35 粘贴
第一条胶布

图6-36 粘贴
第二条胶布

粘贴标识贴 → 在标识贴上记录日期、置管深度（内置/外露）、臂围、操作者姓名，将标识贴贴于锁合露口处，形成闭合（图6-37）

图6-37 粘贴标识贴

固定导管末端 → 高举平台法固定导管末端（图6-38）

图6-38 固定导管末端

操作后核对 → 两种以上方式核对病人信息，核对医嘱执行单

整理 → 协助病人取舒适体位，整理床单位；呼叫器放于病人易取处，整理物品

脱手套、洗手、摘口罩 → 六步洗手法

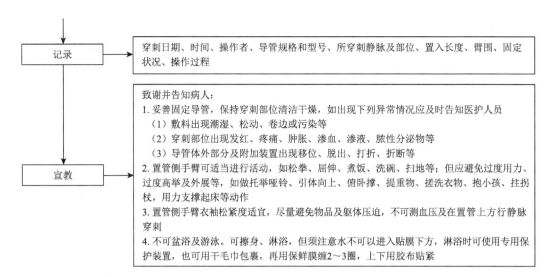

【注意事项】

1. 导管的置入应由经过专业知识与技能培训考核后的具有临床工作经验的操作者完成。

2. 严格遵循手卫生规范和使用最大限度的无菌屏障原则。

3. 置管后应密切观察穿刺部位有无发红、疼痛、肿胀、渗血、渗液、脓性分泌物等，如出现异常，应及时测量臂围并与置管前臂围相比较，必要时行 B 超检查。

4. 置管后 24h 更换敷料，并根据使用敷料种类及贴膜使用情况决定更换频次；如果敷料整体受潮、松动或有明显污染，或敷料下出现潮湿、渗血或渗液时，应立即更换。

5. 置管后应每日用 0 ～ 10U/ml 肝素盐水脉冲式正压封管，封管液量应为导管通路及附加装置内部容积的 2 倍。

6. 输注血液及血液制品、脂肪乳等高黏性药物后应立即用 0.9% 氯化钠溶液 20ml 脉冲式冲管，不可用重力式冲管（把冲管液放在高于身体的地方，利用液体自身的重力作用，通过与身体的压差把液体输入病人体内）；禁止使用小于 10ml 的注射器冲管，以免压强过大导致导管破损。

7. 禁止将导管体外部分人为移入体内。

【穿刺部位选择】

首选上臂部位，其次选择肘窝区域；可选用贵要静脉、头静脉、肘正中静脉和肱静脉，其中首选贵要静脉；对新生儿及儿童病人，可选部位还包括腿部（尖端位于腹股沟以下）和头皮（尖端在颈部、胸部以上）。

不宜选择：①触诊疼痛的区域、开放性伤口部位、有感染的肢体、受损伤的静脉（如青肿、外渗、静脉炎、硬化、索状或充血）及进行过操作的部位；②婴幼儿进行先天性心脏缺陷治疗后，锁骨下动脉的血流可能会减少，应该避免使用右臂的静脉；③接受乳房根治术或腋下淋巴结清扫的术侧、锁骨下淋巴结肿大或有肿块侧、重度肾功能不全需要使用动静脉瘘管侧肢体不宜进行同侧置管；④患有上腔静脉压迫综合征的病人不宜进行置管；⑤避开肘窝、感染及有损伤的部位；⑥有血栓史、血管手术史的静脉及放疗部位不宜进行置管。

【导管尖端位置】

中等长度导管尖端位置：①成人和年龄较大的儿童尖端位于腋窝位置或肩部远端；

②新生儿 / 儿童头皮静脉置入尖端位于锁骨上方的颈静脉；③新生儿 / 儿童（学步前）的下肢静脉置入尖端位于腹股沟疝下方的腿部。

【导管拔除指征】

1. 当出现不能解决的并发症、终止治疗或确实不需要时，建议立即拔除导管。

2. 如有触痛、皮肤发白或红肿及臂围增粗的情况，需行血管超声确认无血栓发生后，方可拔除导管。

3. 出现以下症状和体征时建议拔除导管。

（1）任一程度的疼痛和（或）触痛或没有触诊的疼痛。

（2）颜色变化（红斑或发白）。

（3）皮肤温度变化（热或冷）。

（4）水肿。

（5）硬化。

（6）穿刺部位渗出液体或脓液。

（7）其他类型的功能障碍（如冲管时遇到阻力，无血液回流）。

第二节　经外周静脉置入中等长度导管评分标准

项目	标准要求	是	否
环境准备	处置室清洁、明亮，紫外线消毒 30 ~ 60min		
人员准备	仪表大方、举止端庄		
	服装、鞋帽（手术帽）整洁，佩戴胸卡		
	修剪指甲、洗手		
物品准备	彩色超声多普勒系统、耦合剂、记号笔		
	治疗车上层：经外周穿刺的中心静脉导管、经外周置管的中心静脉导管套件及附件、超声血管导引穿刺套件、一次性中心静脉置管穿刺护理包（内含外科手套、一次性隔离衣、透明敷料、无纺布片、医用胶布、托盘、压脉带、医用脱脂棉球、剪刀、纸尺、吸水垫、治疗巾、孔巾、包巾、大单、海绵刷）、75% 乙醇溶液（60ml）、2% 葡萄糖酸氯己定乙醇溶液（60ml）、20ml 注射器、1ml 注射器、输液接头、2% 利多卡因、0 ~ 10U/ml 肝素盐水、0.9% 氯化钠溶液 100ml、医嘱执行单、洗手液		
	治疗车下层：生活垃圾袋、医用垃圾袋、锐器盒		
病人准备	戴手术帽，戴口罩，穿清洁病员服		
评估	病人年龄、病情、意识状态、治疗需求、心理状态及合作程度		
	用药史、过敏史、凝血功能等化验结果		
	血管条件，既往静脉穿刺史、有无相应静脉的损伤及穿刺侧肢体功能状况		
	确认已签特殊治疗同意书，核对确认置管医嘱		
	应用彩色超声多普勒系统查看双侧上臂，选择最适于置管的静脉，首选贵要静脉，并在穿刺点处做好标记		
操作流程	备齐物品，推车至床旁		
	自我介绍		
	两种以上方式核对病人信息（姓名、床尾卡、腕带等）		
	向病人解释操作目的、方法及配合要点，取得病人配合		
	摆体位		
	协助病人大小便，取平仰卧位		
	暴露穿刺区域，穿刺侧上肢外展与躯干成 45° ~ 90°		
	彩色超声多普勒系统摆放在操作者对面		

项目	标准要求	是	否
操作流程	六步洗手法洗手，戴口罩		
	两种以上方式核对病人信息		
	核对医嘱执行单		
	测量导管预置长度及臂围		
	打开一次性中心静脉置管穿刺护理包，将吸水垫置于穿刺侧肢体下，取出纸尺，自穿刺点到腋窝水平的距离即为预置长度，再增加 2 ~ 5cm 作为导管修剪的长度		
	在肘窝上 10cm 处测量臂围并记录		
	消毒皮肤		
	分别将 75% 乙醇溶液及 2% 葡萄糖酸氯己定乙醇溶液倒入托盘内		
	以穿刺点为中心用 75% 乙醇溶液消毒 3 次，消毒范围直径≥ 20cm、两侧至臂缘（建议每次消毒方向与上次相反）		
	待自然干燥		
	以穿刺点为中心用 2% 葡萄糖酸氯己定乙醇溶液消毒 3 次，消毒范围直径≥ 20cm、两侧至臂缘（建议每次消毒方向与上次相反）		
	待自然干燥		
	脱手套，六步洗手法洗手		
	建立无菌区		
	操作者由助手协助穿无菌隔离衣、戴无菌手套		
	在穿刺侧肢体下垫治疗巾并放置压脉带		
	铺孔巾，建立最大无菌屏障		
	由助手以无菌投递方式将中等长度导管穿刺套件及所需无菌用物置于无菌区域中		
	预冲导管及套件		
	20ml 注射器分别抽取 0.9% 氯化钠溶液及肝素盐水		
	1ml 注射器抽取 2% 利多卡因备用		
	冲洗导管，检查导管的完整性及通畅性，预冲延长管、连接器、减压套筒和输液接头		
	将导管置于 0.9% 氯化钠溶液中浸润，预留注射器抽取 0.9% 氯化钠溶液及肝素盐水备用		
	修剪导管长度		
	依据测量结果，回撤导管内支撑导丝至修剪刻度后方约 1cm 处		
	用剪刀垂直剪断导管，注意勿剪出斜面与毛糙		
	安放无菌探头罩		
	助手取少许耦合剂涂抹在探头上		
	操作者打开无菌探头罩，由助手协助将探头放入探头罩内		
	无菌罩和探头之间不可有气泡		
	操作者用橡胶圈固定牢固		
	两种以上方式核对病人信息		
	穿刺点处予 2% 利多卡因局部麻醉		
	穿刺		
	操作者于穿刺前在超声引导下再次定位血管		
	助手在操作者对面扎压脉带		
	操作者一手固定好探头，保持探头垂直立于皮肤上		
	另一手取穿刺针，针尖斜面向上（即向探头一侧），双眼注视超声显示屏进针行静脉穿刺		
	超声显示屏上可见血管内有一白色亮点，回血从针尾处缓缓流出，即为穿刺针已进入血管		
	送导丝		
	穿刺成功后固定穿刺针，小心移开探头		

项目	标准要求	是	否
操作流程	一手固定好穿刺针，另一手取导丝送入穿刺针，导丝入血管后，随即降低进针角度，继续推送导丝		
	助手协助松开压脉带		
	体外导丝保留 10～15cm，遇到阻力不可用力推送导丝		
	如推送导丝不成功，导丝与穿刺针必须一起拔出，避免穿刺针针尖将导丝割断导致导丝断裂于体内		
	撤除穿刺针，保留导丝在原位		
	扩皮		
	导丝下方垫无菌纱布		
	手术刀沿导丝上方，与导丝成平行的角度做皮肤切开（注意勿切导丝），以扩大穿刺部位		
	送插管鞘		
	沿导丝送入插管鞘，注意固定好导丝，避免导丝滑入静脉		
	持续推进插管鞘，直至插管鞘完全进入血管		
	拧开插管鞘上的锁扣，分离扩张器、插管鞘，同时将扩张器和导丝一起拔出		
	随即用拇指堵住鞘口，并检查导丝的完整性		
	送导管		
	固定好插管鞘		
	插管鞘下方垫无菌纱布		
	将导管自插管鞘内缓慢、匀速置入，直至预定长度（如遇阻力，不能强行置入，可将导管退出少许再行置入）		
	撤出插管鞘		
	插管至预定长度后，取无菌纱布在鞘的末端处压迫止血并固定导管		
	将鞘完全撤出后再撕裂，以防损伤血管		
	抽回血		
	用含有 0.9% 氯化钠溶液的注射器连接 T 形延长管接口		
	抽回血后脉冲式冲洗导管，夹闭楔形夹		
	撤出导管内导丝		
	一手固定住固定翼，一手拆除 T 形延长管，缓慢平直撤出导丝		
	将输液接头连接到导管末端		
	冲管及封管		
	固定导管		
	摆放外露导管呈 U 形 /L 形，单手持膜，敷料中央对准穿刺点轻轻落下		
	捏起：捏起导管凸出部位及固定翼，使其与敷料完全贴合，排出敷料下空气		
	抚平：抚压整块敷料		
	按压：边撕边框边按压		
	固定：用已裁剪好的胶布，第一条粘贴于贴膜与固定翼交界的皮肤上（以胶布 Y 形开口朝向尾管方向为宜），捏起凸起，塑形并以高举平台法固定；第二条胶布与第一条胶布同法以反向锁扣的方式叠加于固定翼上，粘贴于导管下方的皮肤上，与第一条胶布形成锁合		
	在标识贴上记录日期、置管深度（内置 /外露）、臂围、操作者姓名		
	将标识贴贴于锁合露口处，形成闭合		
	高举平台法固定导管末端		
	两种以上方式核对病人信息		
	核对医嘱执行单		
	协助病人取舒适体位，整理床单位		
	呼叫器放于病人易取处		
	整理物品		
	脱手套，六步洗手法洗手，摘口罩		

续表

项目	标准要求	是	否
操作流程	记录		
	致谢病人		
宣教指导	妥善固定导管，保持穿刺部位清洁干燥		
	如出现下列异常情况应及时告知医护人员：敷料出现潮湿、松动、卷边或污染等；穿刺部位出现发红、疼痛、肿胀、渗血、渗液、脓性分泌物等；导管体外部分及附加装置出现移位、脱出、打折、折断等		
	置管侧手臂可适当进行活动，如松拳、屈伸、煮饭、洗碗、扫地等；但应避免过度用力、过度高举及外展等，如做托举哑铃、引体向上、俯卧撑、提重物、搓洗衣物、抱小孩、拄拐杖、用力支撑起床等动作		
	置管侧手臂衣袖松紧度适宜，尽量避免物品及躯体压迫，不可测血压及在置管上方行静脉穿刺		
	不可盆浴及游泳。可擦身、淋浴，但须注意水不可以进入贴膜下方，淋浴时可使用专用保护装置，也可用干毛巾包裹，再用保鲜膜缠2～3圈，上下用胶布贴紧		
相关知识	考核2项相关知识点		
整体评价	严格执行"三查七对"制度，查对到位		
	以病人为中心，人文关怀贯穿全程，沟通有效，能做到关心病人，确保安全		
	符合无菌操作原则，操作规范、娴熟，穿刺成功		

第七章　经外周置入中心静脉导管

经外周置入中心静脉导管（peripherally inserted central venous catheter，PICC）是经上肢贵要静脉、肘正中静脉、头静脉、肱静脉、颈外静脉（新生儿还可通过下肢大隐静脉、头部颞静脉、耳后静脉等）穿刺置管，尖端位于上腔静脉或下腔静脉的导管。因具有适应证广、创伤小、操作简单、使用安全、留置时间长等优势，在临床应用越来越广泛。

主要适用于：①需要持续中、长期静脉输液，治疗时间超过 7 天者；②需反复输入腐蚀性或刺激性药物，如化疗药物、pH ＜ 5 或 pH ＞9 的药物、渗透压高的药物（＞900mOsm/L），如高糖、脂肪乳、完全肠外营养（total parenteral nutrition，TPN）、氨基酸等；③外周静脉血管条件差或缺乏外周静脉通路、难以维持静脉输液者；④长期需要间歇治疗者；⑤危重病人或低出生体重早产儿。

不宜用于：①接受乳房根治术或腋下淋巴结清扫的术侧肢体、锁骨下淋巴结肿大或有肿块侧肢体不宜进行同侧置管；②安装起搏器侧；③患有上腔静脉压迫综合征的病人；④放疗部位，有血栓史、血管手术史的静脉。

第一节　经外周置入中心静脉导管操作规范

经外周置入中心
静脉导管操作规范

【目的】

1. 减少治疗过程中多次穿刺给病人带来的痛苦和对静脉的伤害。

2. 保证临床治疗、抢救中的及时用药。

【准备】

1. 环境准备　置管室清洁、明亮，紫外线消毒 30 ～ 60min。

2. 人员准备　仪表大方、举止端庄；服装、鞋帽（手术帽）整洁；佩戴胸卡；修剪指甲、洗手。

3. 物品准备　①彩色超声多普勒系统（见图 6-1）、耦合剂、记号笔；②治疗车上层：外周插管中心静脉导管、超声血管导引穿刺套件、一次性中心静脉置管穿刺护理包（内含外科手套、一次性隔离衣、透明敷料、无纺布片、医用胶布、托盘、压脉带、医用脱脂棉球、剪刀、纸尺、吸水垫、治疗巾、孔巾、包巾、大单、海绵刷）、75% 乙醇溶液（60ml）、2% 葡萄糖酸氯己定乙醇溶液（60ml）、20ml 注射器、1ml 注射器、输液接头、2% 利多卡因、0.9% 氯化钠溶液 250ml、医嘱执行单、经外周置入中心静脉导管（PICC）护理手册、洗手液（图 7-1）；

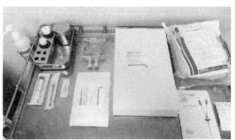

图 7-1　治疗车上层

③治疗车下层：生活垃圾袋、医用垃圾袋、锐器盒（见图1-2）。

4. 病人准备　戴手术帽，戴口罩，穿清洁病员服。

【操作流程】

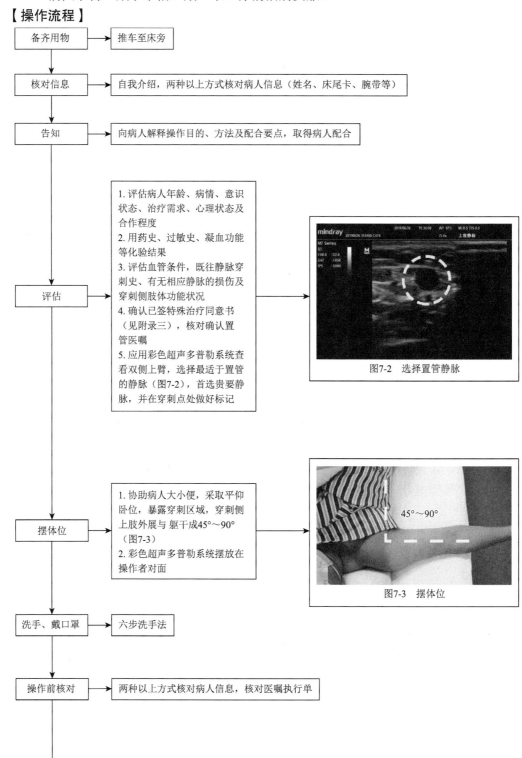

备齐用物 → 推车至床旁

核对信息 → 自我介绍，两种以上方式核对病人信息（姓名、床尾卡、腕带等）

告知 → 向病人解释操作目的、方法及配合要点，取得病人配合

评估 →
1. 评估病人年龄、病情、意识状态、治疗需求、心理状态及合作程度
2. 用药史、过敏史、凝血功能等化验结果
3. 评估血管条件，既往静脉穿刺史、有无相应静脉的损伤及穿刺侧肢体功能状况
4. 确认已签特殊治疗同意书（见附录三），核对确认置管医嘱
5. 应用彩色超声多普勒系统查看双侧上臂，选择最适于置管的静脉（图7-2），首选贵要静脉，并在穿刺点处做好标记

图7-2　选择置管静脉

摆体位 →
1. 协助病人大小便，采取平仰卧位，暴露穿刺区域，穿刺侧上肢外展与躯干成45°～90°（图7-3）
2. 彩色超声多普勒系统摆放在操作者对面

45°～90°

图7-3　摆体位

洗手、戴口罩 → 六步洗手法

操作前核对 → 两种以上方式核对病人信息，核对医嘱执行单

测量导管预置
长度及臂围

1. 打开一次性中心静脉置管穿刺护理包，将吸水垫置于穿刺肢体下，取出纸尺，自穿刺点沿静脉走向测量至右胸锁关节（图7-4）、再向下至第3肋间，即为预置长度（图7-5），测量应准确，避免导管进入右心房引起心律失常
2. 在肘窝上10cm处（图7-6）测量臂围并记录（图7-7）

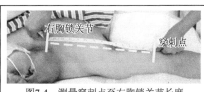

图7-4　测量穿刺点至右胸锁关节长度

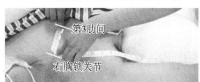

图7-5　测量右胸锁关节至第3肋间长度

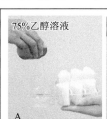 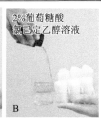

图7-6　肘窝上10cm　　图7-7　测量臂围

消毒皮肤

1. 分别将75%乙醇溶液（图7-8A）及2%葡萄糖酸氯己定乙醇溶液倒入托盘内（图7-8B）
2. 以穿刺点为中心用75%乙醇溶液消毒3次，消毒范围直径≥20cm、两侧至臂缘（建议每次消毒方向与上次相反），待自然干燥（图7-9）
3. 以穿刺点为中心用2%葡萄糖酸氯己定乙醇溶液消毒3次，消毒范围直径≥20cm，两侧至臂缘（建议每次消毒方向与上次相反），待自然干燥（图7-10）

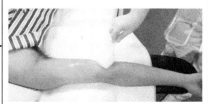

图7-8　倒入两种消毒液

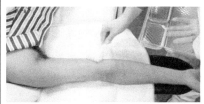

图7-9　75%乙醇溶液消毒

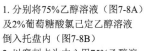

图7-10　2%葡萄糖酸氯己定乙醇溶液消毒

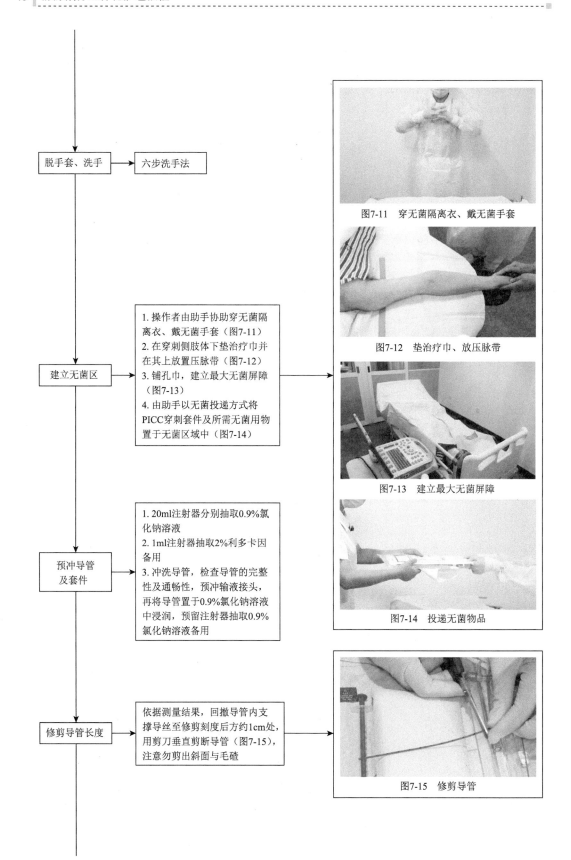

脱手套、洗手 → 六步洗手法

图7-11　穿无菌隔离衣、戴无菌手套

建立无菌区 →
1. 操作者由助手协助穿无菌隔离衣、戴无菌手套（图7-11）
2. 在穿刺侧肢体下垫治疗巾并在其上放置压脉带（图7-12）
3. 铺孔巾，建立最大无菌屏障（图7-13）
4. 由助手以无菌投递方式将PICC穿刺套件及所需无菌用物置于无菌区域中（图7-14）

图7-12　垫治疗巾、放压脉带

图7-13　建立最大无菌屏障

预冲导管及套件 →
1. 20ml注射器分别抽取0.9%氯化钠溶液
2. 1ml注射器抽取2%利多卡因备用
3. 冲洗导管，检查导管的完整性及通畅性，预冲输液接头，再将导管置于0.9%氯化钠溶液中浸润，预留注射器抽取0.9%氯化钠溶液备用

图7-14　投递无菌物品

修剪导管长度 →
依据测量结果，回撤导管内支撑导丝至修剪刻度后方约1cm处，用剪刀垂直剪断导管（图7-15），注意勿剪出斜面与毛碴

图7-15　修剪导管

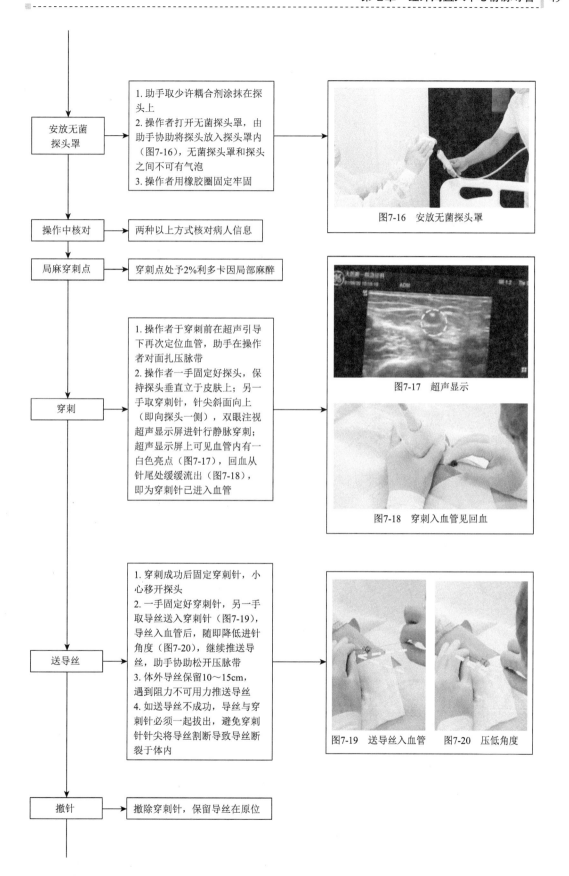

安放无菌探头罩

1. 助手取少许耦合剂涂抹在探头上
2. 操作者打开无菌探头罩，由助手协助将探头放入探头罩内（图7-16），无菌探头罩和探头之间不可有气泡
3. 操作者用橡胶圈固定牢固

图7-16 安放无菌探头罩

操作中核对

两种以上方式核对病人信息

局麻穿刺点

穿刺点处予2%利多卡因局部麻醉

穿刺

1. 操作者于穿刺前在超声引导下再次定位血管，助手在操作者对面扎压脉带
2. 操作者一手固定好探头，保持探头垂直立于皮肤上；另一手取穿刺针，针尖斜面向上（即向探头一侧），双眼注视超声显示屏进针行静脉穿刺；超声显示屏上可见血管内有一白色亮点（图7-17），回血从针尾处缓缓流出（图7-18），即为穿刺针已进入血管

图7-17 超声显示

图7-18 穿刺入血管见回血

送导丝

1. 穿刺成功后固定穿刺针，小心移开探头
2. 一手固定好穿刺针，另一手取导丝送入穿刺针（图7-19），导丝入血管后，随即降低进针角度（图7-20），继续推送导丝，助手协助松开压脉带
3. 体外导丝保留10～15cm，遇到阻力不可用力推送导丝
4. 如送导丝不成功，导丝与穿刺针必须一起拔出，避免穿刺针针尖将导丝割断导致导丝断裂于体内

图7-19 送导丝入血管   图7-20 压低角度

撤针

撤除穿刺针，保留导丝在原位

扩皮

导丝下方垫无菌纱布，手术刀沿导丝上方，与导丝成平行的角度做皮肤切开（图7-21）以扩大穿刺部位，注意勿切导丝

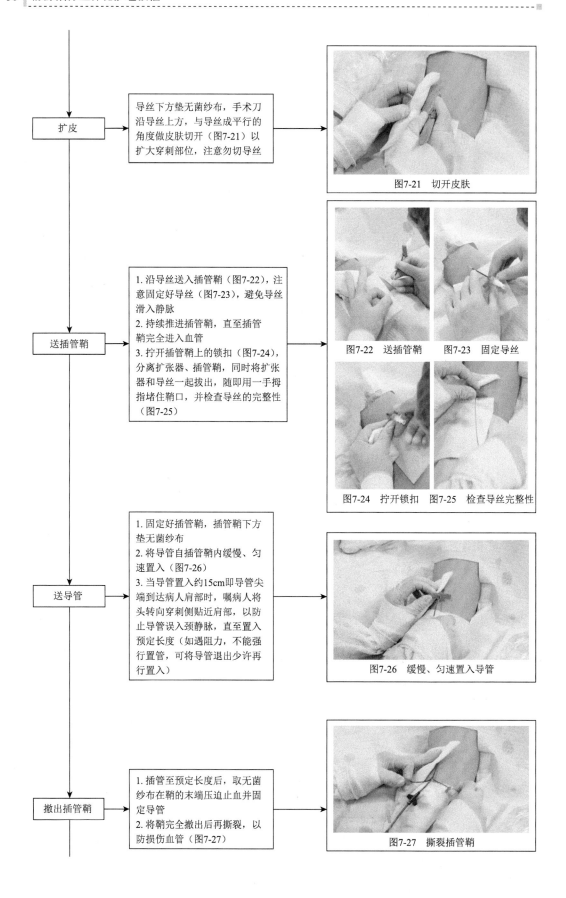

图7-21　切开皮肤

送插管鞘

1. 沿导丝送入插管鞘（图7-22），注意固定好导丝（图7-23），避免导丝滑入静脉
2. 持续推进插管鞘，直至插管鞘完全进入血管
3. 拧开插管鞘上的锁扣（图7-24），分离扩张器、插管鞘，同时将扩张器和导丝一起拔出，随即用一手拇指堵住鞘口，并检查导丝的完整性（图7-25）

图7-22　送插管鞘　　图7-23　固定导丝

图7-24　拧开锁扣　　图7-25　检查导丝完整性

送导管

1. 固定好插管鞘，插管鞘下方垫无菌纱布
2. 将导管自插管鞘内缓慢、匀速置入（图7-26）
3. 当导管置入约15cm即导管尖端到达病人肩部时，嘱病人将头转向穿刺侧贴近肩部，以防止导管误入颈静脉，直至置入预定长度（如遇阻力，不能强行置管，可将导管退出少许再行置入）

图7-26　缓慢、匀速置入导管

撤出插管鞘

1. 插管至预定长度后，取无菌纱布在鞘的末端压迫止血并固定导管
2. 将鞘完全撤出后再撕裂，以防损伤血管（图7-27）

图7-27　撕裂插管鞘

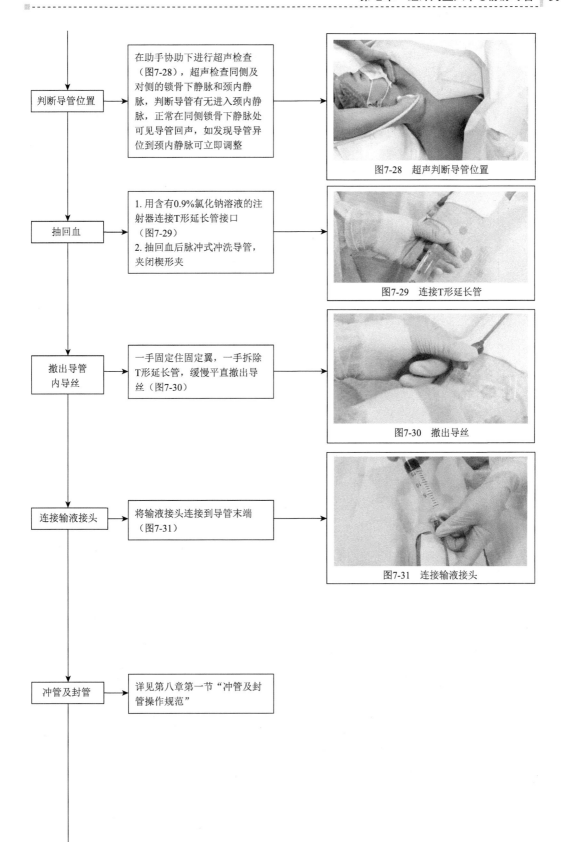

判断导管位置 → 在助手协助下进行超声检查（图7-28），超声检查同侧及对侧的锁骨下静脉和颈内静脉，判断导管有无进入颈内静脉，正常在同侧锁骨下静脉处可见导管回声，如发现导管异位到颈内静脉可立即调整

图7-28　超声判断导管位置

抽回血 → 1. 用含有0.9%氯化钠溶液的注射器连接T形延长管接口（图7-29）
2. 抽回血后脉冲式冲洗导管，夹闭楔形夹

图7-29　连接T形延长管

撤出导管内导丝 → 一手固定住固定翼，一手拆除T形延长管，缓慢平直撤出导丝（图7-30）

图7-30　撤出导丝

连接输液接头 → 将输液接头连接到导管末端（图7-31）

图7-31　连接输液接头

冲管及封管 → 详见第八章第一节"冲管及封管操作规范"

固定导管 → 摆放外露导管呈U形/L形，单手持膜（图7-32），敷料中央对准穿刺点轻轻落下
1. 捏起：捏起导管凸起部位及固定翼，使其与敷料完全贴合，排出敷料下空气（图7-33）
2. 抚平：抚压整块敷料（图7-34）
3. 按压：边撕边框边按压（图7-35）
4. 固定：用已裁剪好的胶布（裁剪方法见图1-21），第一条粘贴于贴膜与皮肤交界处（以胶布Y形开口朝向尾管方向为宜），捏起凸起，塑形并以高举平台法固定（图7-36）；第二条胶布与第一条胶布同法以反向锁扣的方式叠加于导管上，粘贴于导管下方的皮肤上，与第一条胶布形成锁合（图7-37）

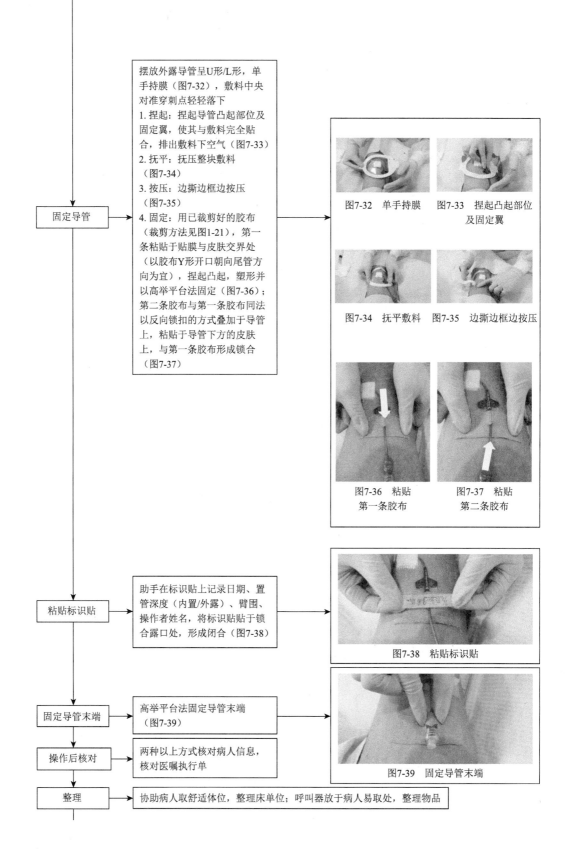

图7-32　单手持膜　　图7-33　捏起凸起部位及固定翼

图7-34　抚平敷料　　图7-35　边撕边框边按压

图7-36　粘贴第一条胶布　　图7-37　粘贴第二条胶布

粘贴标识贴 → 助手在标识贴上记录日期、置管深度（内置/外露）、臂围、操作者姓名，将标识贴贴于锁合露口处，形成闭合（图7-38）

图7-38　粘贴标识贴

固定导管末端 → 高举平台法固定导管末端（图7-39）

操作后核对 → 两种以上方式核对病人信息，核对医嘱执行单

图7-39　固定导管末端

整理 → 协助病人取舒适体位，整理床单位；呼叫器放于病人易取处，整理物品

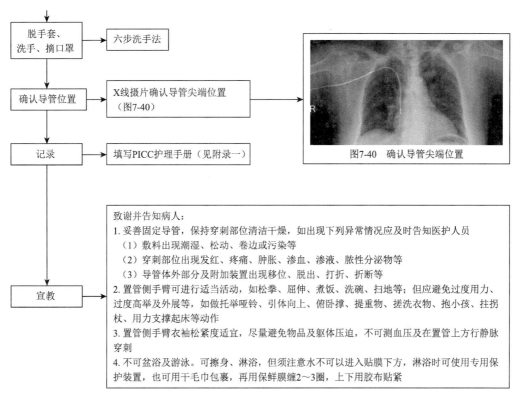

图7-40 确认导管尖端位置

流程图内容：

脱手套、洗手、摘口罩 → 六步洗手法

确认导管位置 → X线摄片确认导管尖端位置（图7-40）

记录 → 填写PICC护理手册（见附录一）

宣教 →

致谢并告知病人：
1. 妥善固定导管，保持穿刺部位清洁干燥，如出现下列异常情况应及时告知医护人员
　（1）敷料出现潮湿、松动、卷边或污染等
　（2）穿刺部位出现发红、疼痛、肿胀、渗血、渗液、脓性分泌物等
　（3）导管体外部分及附加装置出现移位、脱出、打折、折断等
2. 置管侧手臂可进行适当活动，如松拳、屈伸、煮饭、洗碗、扫地等；但应避免过度用力、过度高举及外展等，如做托举哑铃、引体向上、俯卧撑、提重物、搓洗衣物、抱小孩、拄拐杖、用力支撑起床等动作
3. 置管侧手臂衣袖松紧度适宜，尽量避免物品及躯体压迫，不可测血压及在置管上方行静脉穿刺
4. 不可盆浴及游泳。可擦身、淋浴，但须注意水不可以进入贴膜下方，淋浴时可使用专用保护装置，也可用干毛巾包裹，再用保鲜膜缠绕2～3圈，上下用胶布贴紧

【注意事项】

1. PICC 置管操作的置入应由经过 PICC 专业知识与技能培训、考核合格且有 5 年以上临床工作经验的操作者完成。

2. 应遵循无菌技术操作原则，使用最大无菌屏障原则。

3. 置管后应密切观察穿刺部位有无发红、疼痛、肿胀、渗血、渗液、脓性分泌物等症状，如出现异常，应及时测量臂围并与置管前臂围相比较，必要时行 B 超检查。

4. 输注血液及血液制品、脂肪乳等高黏性药物及抽血后应立即用 0.9% 氯化钠溶液 20ml 脉冲式冲管，不可用重力式冲管；禁止使用小于 10ml 的注射器冲管，以免压强过大导致导管破损。

5. 置管后 24h 更换敷料，并根据使用敷料种类及贴膜使用情况决定更换频次；如果敷料整体受潮、松动或有明显污染，或敷料下出现潮湿、渗液或血液时，应立即更换。

6. 宜使用专用护理包进行穿刺及维护。乙醇和丙酮等物质会对导管材质造成损伤，因此当使用含该类物质的溶液清洁护理穿刺部位时，应等待其完全干燥后再加盖敷料。

7. 非耐高压型导管不能用于 CT 或磁共振等高压注射造影剂的检查及血流动力学的监测。

8. 疑似导管移位时，应再行 X 线检查，以确定导管尖端所处位置。

9. 禁止将导管体外部分移入体内。

【导管种类】

导管按规格分为单腔、双腔和三腔；按承受压力可分为普通和耐高压导管；按材质分为硅胶和聚氨酯等。

【穿刺部位选择】

1. 宜选择肘部或上臂静脉作为穿刺部位，避开肘窝、感染及有损伤的部位；新生儿还可选择下肢静脉、头部静脉和颈部静脉，避开静脉瓣、关节部位及有瘢痕、炎症、硬结等处静脉。

2. 有血栓史、血管手术史的静脉不应进行置管。

3. 下列情况不宜置管，①接受乳房根治术或腋下淋巴结清扫的术侧肢体、锁骨下淋巴结肿大或有肿块侧、安装起搏器侧；②上腔静脉压迫综合征的病人；③放疗部位。

第二节　经外周置入中心静脉导管评分标准

项目	标准要求	是	否
环境准备	置管室清洁、明亮，紫外线消毒 30～60min		
人员准备	仪表大方、举止端庄		
	服装、鞋帽（手术帽）整洁，佩戴胸卡		
	修剪指甲、洗手		
物品准备	彩色超声多普勒系统、耦合剂、记号笔		
	治疗车上层：外周插管中心静脉导管、超声血管导引穿刺套件、一次性中心静脉置管穿刺护理包（内含外科手套、一次性隔离衣、透明敷料、无纺布片、医用胶布、托盘、压脉带、医用脱脂棉球、剪刀、纸尺、吸水垫、治疗巾、孔巾、包巾、大单、海绵刷）、75%乙醇溶液（60ml）、2%葡萄糖酸氯己定乙醇溶液（60ml）、20ml注射器、1ml注射器、输液接头、2%利多卡因、0.9%氯化钠溶液250ml、医嘱执行单、PICC护理手册、洗手液		
	治疗车下层：生活垃圾袋、医用垃圾袋、锐器盒		
病人准备	戴手术帽，戴口罩，穿清洁病员服		
评估	病人年龄、病情、意识状态、治疗需求、心理状态及合作程度等		
	用药史、过敏史、凝血功能等化验结果		
	血管条件，既往静脉穿刺史、有无相应静脉的损伤及穿刺侧肢体功能状况		
	确认已签特殊治疗同意书，核对确认置管医嘱		
	应用彩色多普勒超声系统查看双侧上臂，选择最适于置管的静脉，首选贵要静脉，并在穿刺点处做好标记		
操作流程	备齐物品，推车至床旁		
	自我介绍		
	两种以上方式核对病人信息（姓名、床尾卡、腕带等）		
	向病人解释操作目的、方法及配合要点，取得病人配合		
	摆体位		
	协助病人大小便，采取平仰卧位		
	暴露穿刺区域，穿刺侧上肢外展与躯干成 45°～90°		
	彩色超声多普勒系统摆放在操作者对面		
	六步洗手法洗手，戴口罩		
	两种以上方式核对病人信息		
	核对医嘱执行单		
	测量导管预置长度及臂围		
	打开一次性中心静脉置管穿刺护理包，将吸水垫置于穿刺肢体下，取出纸尺，自穿刺点沿静脉走向测量至右胸锁关节，再向下至第 3 肋间，即为预置长度，测量应准确，避免导管进入右心房引起心律失常		
	在肘窝上 10cm 处测量臂围并记录		
	消毒皮肤		
	戴无菌手套		

续表

项目	标准要求	是	否
操作流程	分别将 75% 乙醇溶液及 2% 葡萄糖酸氯己定乙醇溶液倒入托盘内		
	以穿刺点为中心用 75% 乙醇溶液消毒 3 次，消毒范围直径≥20cm、两侧至臂缘（建议每次消毒方向与上次相反）		
	待自然干燥		
	以穿刺点为中心用 2% 葡萄糖酸氯己定乙醇溶液消毒 3 次，消毒范围直径≥20cm、两侧至臂缘（建议每次消毒方向与上次相反）		
	待自然干燥		
	脱手套，六步洗手法洗手		
	建立无菌区		
	操作者由助手协助穿无菌隔离衣、戴无菌手套		
	在穿刺侧肢体下垫治疗巾并在其上放置压脉带		
	铺孔巾，建立最大化无菌屏障		
	由助手以无菌投递方式将 PICC 穿刺套件及所需无菌用物置于无菌区域中		
	预冲导管及套件		
	20ml 注射器分别抽取 0.9% 氯化钠溶液		
	1ml 注射器抽取 2% 利多卡因备用		
	冲洗导管，检查导管的完整性及通畅性，预冲输液接头		
	再将导管置于 0.9% 氯化钠溶液中浸润，预留注射器抽取 0.9% 氯化钠溶液备用		
	修剪导管长度		
	依据测量结果，回撤导管内支撑导丝至修剪刻度后方约 1cm 处		
	用剪刀垂直剪断导管，注意勿剪出斜面与毛碴		
	安放无菌探头罩		
	助手取少许耦合剂涂抹在探头上		
	操作者打开无菌探头罩，由助手协助将探头放入探头罩内		
	无菌探头罩和探头之间不可有气泡		
	操作者用橡胶圈固定牢固		
	两种以上方式核对病人信息		
	穿刺点处予 2% 利多卡因局部麻醉		
	穿刺		
	操作者于穿刺前在超声引导下再次定位血管		
	助手在操作者对面扎压脉带		
	操作者一手固定好探头，保持探头垂直于皮肤上		
	另一手取穿刺针，针尖斜面向上（即向探头一侧），双眼注视超声显示屏进针行静脉穿刺		
	超声显示屏上可见血管内有一白色亮点，回血从针尾处缓缓流出，即为穿刺针已进入血管		
	送导丝		
	穿刺成功后固定穿刺针，小心移开探头		
	一手固定好穿刺针，另一手取导丝送入穿刺针，导丝入血管后，随即降低进针角度，继续推送导丝		
	助手协助松开压脉带		
	体外导丝保留 10～15cm，遇到阻力不可用力推送导丝		
	如送导丝不成功，导丝与穿刺针必须一起拔出，避免穿刺针针尖将导丝割断导致导丝断裂于体内		
	撤除穿刺针，保留导丝在原位		
	导丝下方垫无菌纱布，手术刀沿导丝上方，与导丝成平行的角度做皮肤切开以扩大穿刺部位（注意勿切导丝）		
	送插管鞘		
	沿导丝送入插管鞘，注意固定好导丝，避免导丝滑入静脉		

项目	标准要求	是	否
操作流程	持续推进插管鞘，直至插管鞘完全进入血管		
	拧开插管鞘上的锁扣，分离扩张器、插管鞘，同时将扩张器和导丝一起拔出		
	随即用一手拇指堵住鞘口，并检查导丝的完整性		
	送导管		
	固定好插管鞘		
	插管鞘下方垫无菌纱布		
	将导管自插管鞘内缓慢、匀速置入		
	当导管入约 15cm 即导管尖端到达病人肩部时，嘱病人将头转向穿刺侧贴近肩部，以防止导管误入颈静脉，直至置入预定长度（如遇阻力，不能强行置管，可将导管退出少许再行置入）		
	撤出插管鞘		
	插管至预定长度后，取无菌纱布在鞘的末端压迫止血并固定导管		
	将鞘完全撤出后再撕裂，以防损伤血管		
	判断导管位置		
	在助手协助下进行超声检查，超声检查同侧及对侧的锁骨下静脉和颈内静脉，判断导管有无进入颈内静脉		
	正常在同侧锁骨下静脉处可见导管回声，如发现导管异位到颈内静脉可立即调整		
	抽回血		
	用含有 0.9% 氯化钠溶液的注射器连接 T 形延长管接口		
	抽回血后脉冲式冲洗导管，夹闭楔形夹		
	撤出导管内导丝		
	一手固定住固定翼，一手拆除 T 形延长管，缓慢平直撤出导丝		
	将输液接头连接到导管末端		
	冲管及封管		
	固定导管		
	摆放外露导管呈 U 形 /L 形，单手持膜，敷料中央对准穿刺点轻轻落下		
	捏起：捏起导管凸起部位及固定翼，使其与敷料完全贴合，排出敷料下空气		
	抚平：抚压整块敷料		
	按压：边撕边框边按压		
	固定：用已裁剪好的胶布，第一条粘贴于贴膜与皮肤交界处（以胶布 Y 形开口朝向尾管方向为宜），捏起凸起，塑形并以高举平台法固定；第二条胶布与第一条胶布同法以反向锁扣的方式叠加于导管上，粘贴于导管下方的皮肤上，与第一条胶布形成锁合		
	助手在标识贴上记录日期、置管深度（内置／外露）、臂围、操作者姓名		
	将标识贴贴于锁合露口处，形成闭合		
	高举平台法固定导管末端		
	两种以上方式核对病人信息		
	核对医嘱执行单		
	协助病人取舒适体位，整理床单位		
	呼叫器放于病人易取处		
	整理物品		
	脱手套，六步洗手法洗手，摘口罩		
	X 线摄片确认导管尖端位置		
	填写 PICC 护理手册		
	致谢病人		
宣教指导	妥善固定导管，保持穿刺部位清洁干燥		
	如出现下列异常情况应及时告知医护人员：敷料出现潮湿、松动、卷边或污染等；穿刺部位出现发红、疼痛、肿胀、渗血、渗液、脓性分泌物等；导管体外部分及附加装置出现移位、脱出、打折、折断等		

项目	标准要求	是	否
宣教指导	置管侧手臂可进行适当活动，如松拳、屈伸、煮饭、洗碗、扫地等；但应避免过度用力、过度高举及外展等，如做托举哑铃、引体向上、俯卧撑、提重物、搓洗衣物、抱小孩、挂拐杖、用力支撑起床等动作		
	置管侧手臂衣袖松紧度适宜，尽量避免物品及躯体压迫，不可测血压及在置管上方行静脉穿刺		
	不可盆浴及游泳。可擦身、淋浴，但须注意水不可以进入贴膜下方，淋浴时可使用专用保护装置，也可用干毛巾包裹，再用保鲜膜缠2～3圈，上下用胶布贴紧		
相关知识	考核2项相关知识点		
整体评价	严格执行"三查七对"制度，查对到位		
	以病人为中心，人文关怀贯穿全程，沟通有效，能做到关心病人，确保安全		
	符合无菌操作原则，操作规范、娴熟，穿刺成功		

第八章　冲管及封管

冲管（flushing）是指将血管通路装置中的液体、药物、血液及血液制品冲到血流中的过程，用于评估、保持导管通畅性，防止不相容药物的相互作用。

封管（locking）是将封管液注入血管通路装置以保持导管通畅性和(或)降低导管相关血流感染风险，是为了让导管内充满封管液，防止血液回流。

冲管、封管的管理是预防导管堵塞及血流相关感染的重要环节之一，充分、有效的冲管、封管可以清除纤维蛋白的沉淀与不相容药物的混合沉淀，从而可以预防导管堵塞及感染等并发症的发生。

第一节　冲管及封管操作规范

冲管及封管操作规范

【目的】

1. 评估导管功能。

2. 冲净附着在导管及附加装置腔内残留的药液、血液或不相容药物的混合沉淀等，以减少导管堵塞和感染等风险。

3. 封管是为了让导管内充满冲洗液，防止血液回流。

【准备】

1. 环境准备　安静、清洁，温湿度适宜，光线充足。

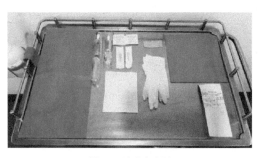

图 8-1　治疗车上层

2. 人员准备　仪表大方、举止端庄；服装、鞋帽整洁；佩戴胸卡；修剪指甲、洗手。

3. 物品准备　①治疗车上层：根据导管类型按需准备一次性专用冲洗装置/注射器（内置不含防腐剂的 0.9% 氯化钠溶液）、按需准备不同浓度的肝素盐水、输液接头、酒精棉片、治疗巾、手套、胶布、医嘱执行单、洗手液（图 8-1）；②治疗车下层：生活垃圾袋、医用垃圾袋、锐器盒（见图 1-2）。

【操作流程】

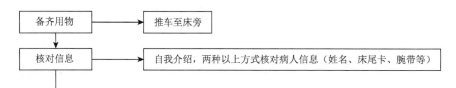

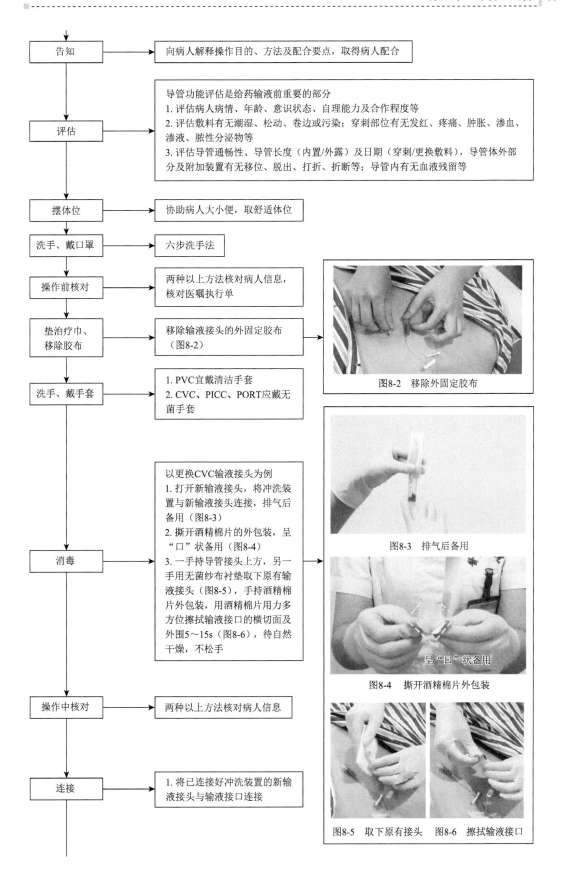

| 告知 | → | 向病人解释操作目的、方法及配合要点，取得病人配合 |

| 评估 | → | 导管功能评估是给药输液前重要的部分
1. 评估病人病情、年龄、意识状态、自理能力及合作程度等
2. 评估敷料有无潮湿、松动、卷边或污染；穿刺部位有无发红、疼痛、肿胀、渗血、渗液、脓性分泌物等
3. 评估导管通畅性、导管长度（内置/外露）及日期（穿刺/更换敷料），导管体外部分及附加装置有无移位、脱出、打折、折断等；导管内有无血液残留等 |

| 摆体位 | → | 协助病人大小便，取舒适体位 |

| 洗手、戴口罩 | → | 六步洗手法 |

| 操作前核对 | → | 两种以上方法核对病人信息，核对医嘱执行单 |

| 垫治疗巾、移除胶布 | → | 移除输液接头的外固定胶布（图8-2） |

图8-2　移除外固定胶布

| 洗手、戴手套 | → | 1. PVC宜戴清洁手套
2. CVC、PICC、PORT应戴无菌手套 |

图8-3　排气后备用

| 消毒 | → | 以更换CVC输液接头为例
1. 打开新输液接头，将冲洗装置与新输液接头连接，排气后备用（图8-3）
2. 撕开酒精棉片的外包装，呈"口"状备用（图8-4）
3. 一手持导管接头上方，另一手用无菌纱布衬垫取下原有输液接头（图8-5），手持酒精棉片外包装，用酒精棉片用力多方位擦拭输液接口的横切面及外围5~15s（图8-6），待自然干燥，不松手 |

呈"口"状备用

图8-4　撕开酒精棉片外包装

| 操作中核对 | → | 两种以上方法核对病人信息 |

| 连接 | → | 1. 将已连接好冲洗装置的新输液接头与输液接口连接 |

图8-5　取下原有接头　　图8-6　擦拭输液接口

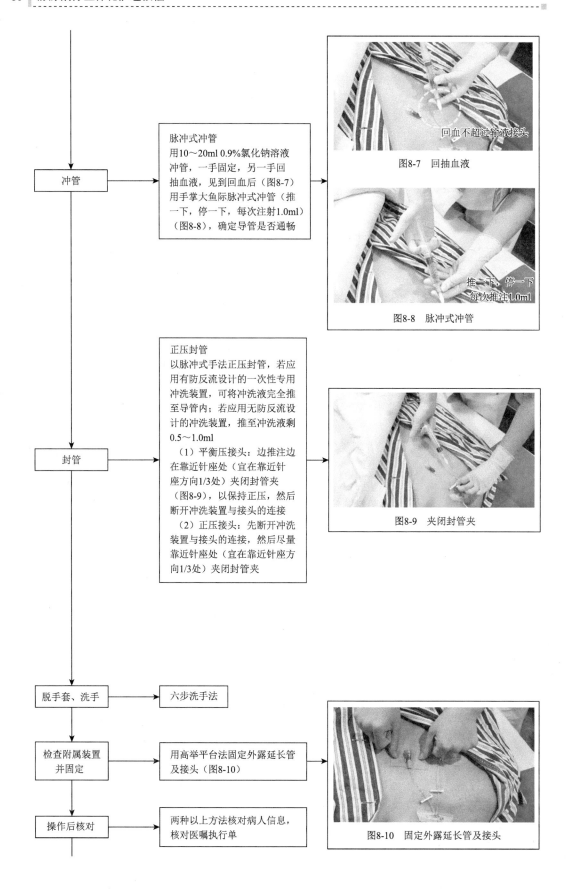

冲管 → 脉冲式冲管
用10～20ml 0.9%氯化钠溶液冲管，一手固定，另一手回抽血液，见到回血后（图8-7）用手掌大鱼际脉冲式冲管（推一下，停一下，每次注射1.0ml）（图8-8），确定导管是否通畅

回血不超过输液接头

图8-7 回抽血液

推一下，停一下
每次推注1.0ml

图8-8 脉冲式冲管

封管 → 正压封管
以脉冲式手法正压封管，若应用有防反流设计的一次性专用冲洗装置，可将冲洗液完全推至导管内；若应用无防反流设计的冲洗装置，推至冲洗液剩0.5～1.0ml
（1）平衡压接头：边推注边在靠近针座处（宜在靠近针座方向1/3处）夹闭封管夹（图8-9），以保持正压，然后断开冲洗装置与接头的连接
（2）正压接头：先断开冲洗装置与接头的连接，然后尽量靠近针座处（宜在靠近针座方向1/3处）夹闭封管夹

图8-9 夹闭封管夹

脱手套、洗手 → 六步洗手法

检查附属装置并固定 → 用高举平台法固定外露延长管及接头（图8-10）

操作后核对 → 两种以上方法核对病人信息，核对医嘱执行单

图8-10 固定外露延长管及接头

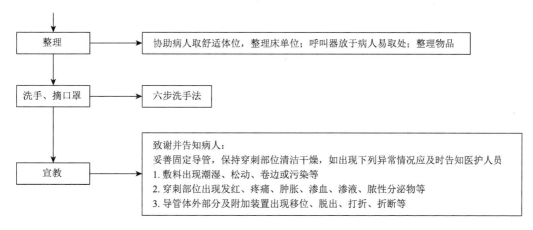

【注意事项】

1. 严格遵循无菌技术操作原则及手卫生规范。

2. 输液接头消毒和待干时间依据产品说明书而定，通常情况下连接血管通路前需用力擦拭 5 ～ 15s。

3. 各管腔均需做好冲管及封管；首选一次性单剂量药液作为冲洗液进行冲管、封管；特殊情况下使用袋装 0.9% 氯化钠溶液时，应严格遵循一人一用一弃的原则，防止交叉感染。

4. 冲管过程中如遇阻力或回抽无回血，不应强行冲洗导管，应进一步确定导管的通畅性。

5. 当药物与 0.9% 氯化钠溶液不相容时，应使用 5% 葡萄糖溶液冲管后再用 0.9% 氯化钠溶液冲管，防止葡萄糖溶液残留在管腔内；不应使用无菌注射用水冲洗血管通路装置。

6. CVC、PICC、PORT 的冲管和封管应使用 10ml 及以上的注射器或一次性专用冲洗装置，小于 10ml 的注射器可产生较大的压力，如果用于冲管和封管可损伤导管，甚至导致导管破裂。

7. CVC、PICC、PORT 附加的输液接头应至少每 7 天更换 1 次（具体更换时间应以产品说明书为准）；PVC 附加的输液接头宜随外周静脉留置针一起更换；任何原因导致的输液装置和附加装置脱落、裂开等完整性受损，或输液接头内有血液残留等，都应立即更换。

【冲洗装置、冲洗液与量】

冲洗装置、冲洗液与量见表 8-1。

表 8-1 冲洗装置、冲洗液与量

导管类型	冲洗装置	冲管液	冲管液量	封管液	封管液量
PVC	5ml（注射器 / 一次性专用冲洗装置）	不含防腐剂的 0.9% 氯化钠溶液	3 ～ 5ml	不含防腐剂的 0.9% 氯化钠溶液	用导管容积加延长管容积 2 倍的封管液
CVC	10 ～ 20ml（注射器 / 一次性专用冲洗装置）		回抽血液见到回血后进行脉冲式冲管	0 ～ 10U/ml 肝素盐水	
PICC					
PORT				100U/ml 肝素盐水	

【冲管和封管的时机】

冲管和封管的时机见表 8-2。

表 8-2　冲管和封管的时机

项目	输注前	输注中	输注后	维护时
冲管	输液（血）前	1. 间断输液时 2. 连续输注的药液不相容时，应在两种药物输注之间	输注黏稠、高渗、中药制剂、抗生素等对大血管刺激较大的液体后	
冲管及封管			输液（血）结束后	1. 外周静脉导管暂时不使用应间隔 24h 2. PICC 导管治疗间歇期应至少每周一次 3. PORT 治疗间歇期应至少每 4 周一次

第二节　冲管及封管评分标准

项目	标准要求	是	否
环境准备	安静、清洁，温湿度适宜，光线充足		
人员准备	仪表大方、举止端庄		
	服装、鞋帽整洁，佩戴胸卡		
	修剪指甲、洗手		
物品准备	治疗车上层：根据导管类型按需准备一次性专用冲洗装置/注射器（内置不含防腐剂的 0.9% 氯化钠溶液）、按需准备不同浓度的肝素盐水、输液接头、酒精棉片、治疗巾、手套、胶布、医嘱执行单、洗手液		
	治疗车下层：生活垃圾袋、医用垃圾袋、锐器盒		
评估	病人病情、年龄、意识状态、自理能力及合作程度等		
	敷料有无潮湿、松动、卷边或污染		
	穿刺部位有无发红、疼痛、肿胀、渗血、渗液、脓性分泌物等		
	导管通畅性、导管长度（内置/外露）及日期（穿刺/更换敷料），导管体外部分及附加装置有无移位、脱出、打折、折断等		
	导管内有无血液残留等		
操作流程	备齐物品，推车至床旁		
	自我介绍		
	两种以上方式核对病人信息（姓名、床尾卡、腕带等）		
	告知病人操作目的、方法及配合要点，取得病人配合		
	协助病人大小便，取舒适体位		
	六步洗手法洗手，戴口罩		
	两种以上方法核对病人信息		
	核对医嘱执行单		
	垫治疗巾		
	移除输液接头的外固定胶布		
	六步洗手法洗手，戴手套		
	PVC 宜戴清洁手套		
	CVC、PICC、PORT 应戴无菌手套		
	消毒（以更换 CVC 输液接头为例）		
	打开新输液接头，将冲洗装置与新输液接头连接，排气后备用		

续表

项目	标准要求	是	否
操作流程	撕开酒精棉片的外包装，呈"口"状备用		
	一手持导管接头上方，另一手用无菌纱布衬垫取下原有输液接头		
	手持酒精棉片外包装，用酒精棉片用力多方位擦拭输液接口的横切面及外围 5～15s		
	待自然干燥，不松手		
	两种以上方式核对病人信息		
	将已连接好冲洗装置的新输液接头与输液接口连接		
	脉冲式冲管		
	用 10～20ml 0.9% 氯化钠溶液冲管，一手固定，另一手回抽血液，见到回血后用手掌大鱼际脉冲式冲管（推一下，停一下，每次推注 1ml），确定导管是否通畅		
	正压封管		
	以脉冲式手法正压封管，若应用有防反流设计的一次性专用冲洗装置，可将冲洗液完全推至导管内；若应用无防反流设计的冲洗装置，推至冲洗液剩 0.5～1.0ml		
	1. 平衡压接头：边推注边在靠近针座处（宜在靠近针座方向 1/3 处）夹闭封管夹，以保持正压，然后断开冲洗装置与接头的连接 2. 正压接头：先断开冲洗装置与接头的连接，然后尽量靠近针座处（宜在靠近针座方向 1/3 处）夹闭封管夹		
	脱手套，六步洗手法洗手		
	检查附属装置，用高举平台法固定外露延长管及接头		
	两种以上方法核对病人信息		
	核对医嘱执行单		
	协助病人取舒适体位，整理床单位		
	呼叫器放于病人易取处		
	整理物品		
	六步洗手法洗手，摘口罩		
	致谢病人		
宣教指导	妥善固定导管，保持穿刺部位清洁干燥		
	如出现下列异常情况应及时告知医护人员：敷料出现潮湿、松动、卷边或污染等；穿刺部位出现发红、疼痛、肿胀、渗血、渗液、脓性分泌物等；导管体外部分及附加装置出现移位、脱出、打折、折断等		
相关知识	考核 2 项相关知识点		
整体评价	严格执行"三查七对"制度，查对到位		
	以病人为中心，人文关怀贯穿全程，沟通有效，能做到关心病人，确保安全		
	符合无菌操作原则，操作规范、娴熟		

第九章　外周静脉留置针维护

为了保持导管出口部位的无菌状态，减少细菌定植，不论是使用缝线还是无缝线固定装置等固定导管，在导管穿刺后或每次换药后，均需使用无菌敷料对导管出口处及部分体外导管进行覆盖，从而减少导管相关血流感染的发生。

第一节　外周静脉留置针维护操作规范

外周静脉留置针维护操作规范

【目的】

1. 保持导管出口部位的无菌状态，减少细菌定植，减少导管相关血流感染。
2. 保证静脉导管通路输液系统的完整性和有效性，预防感染、导管堵塞等并发症的发生。

【准备】

1.环境准备　安静、清洁，温湿度适宜，光线充足。

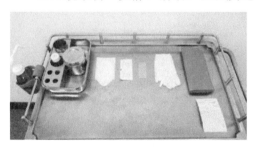

图9-1　治疗车上层

2.人员准备　仪表大方、举止端庄；服装、鞋帽整洁；佩戴胸卡；修剪指甲、洗手。

3.物品准备　①治疗车上层：消毒物品（2%葡萄糖酸氯己定乙醇溶液、无菌棉签）、酒精棉片、无菌透明敷料、治疗巾、手套、胶布、医嘱执行单、洗手液（图9-1）；②治疗车下层：生活垃圾袋、医用垃圾袋、锐器盒（见图1-2）。

【操作流程】

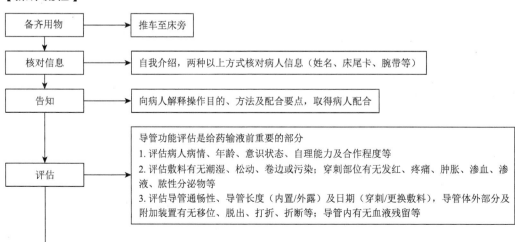

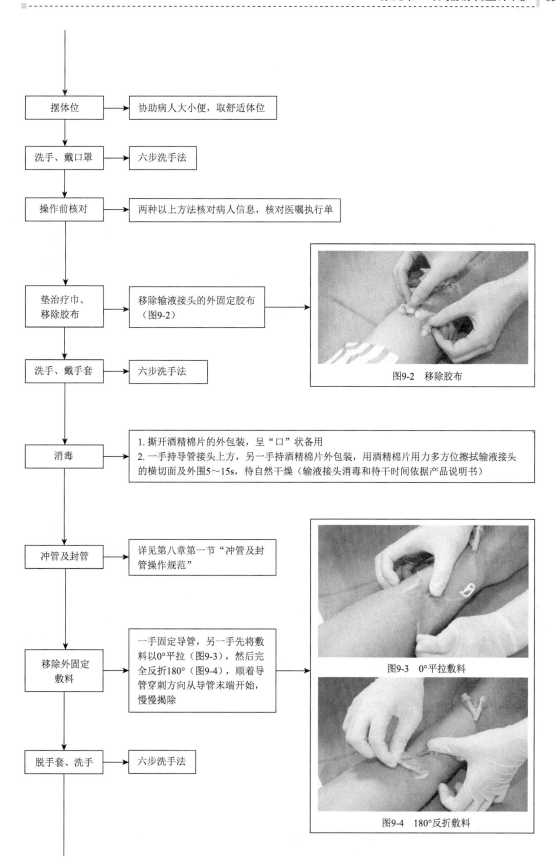

摆体位 → 协助病人大小便，取舒适体位

洗手、戴口罩 → 六步洗手法

操作前核对 → 两种以上方法核对病人信息，核对医嘱执行单

垫治疗巾、移除胶布 → 移除输液接头的外固定胶布（图9-2）

图9-2 移除胶布

洗手、戴手套 → 六步洗手法

消毒 →
1. 撕开酒精棉片的外包装，呈"口"状备用
2. 一手持导管接头上方，另一手持酒精棉片外包装，用酒精棉片用力多方位擦拭输液接头的横切面及外围5～15s，待自然干燥（输液接头消毒和待干时间依据产品说明书）

冲管及封管 → 详见第八章第一节"冲管及封管操作规范"

移除外固定敷料 → 一手固定导管，另一手先将敷料以0°平拉（图9-3），然后完全反折180°（图9-4），顺着导管穿刺方向从导管末端开始，慢慢揭除

图9-3 0°平拉敷料

脱手套、洗手 → 六步洗手法

图9-4 180°反折敷料

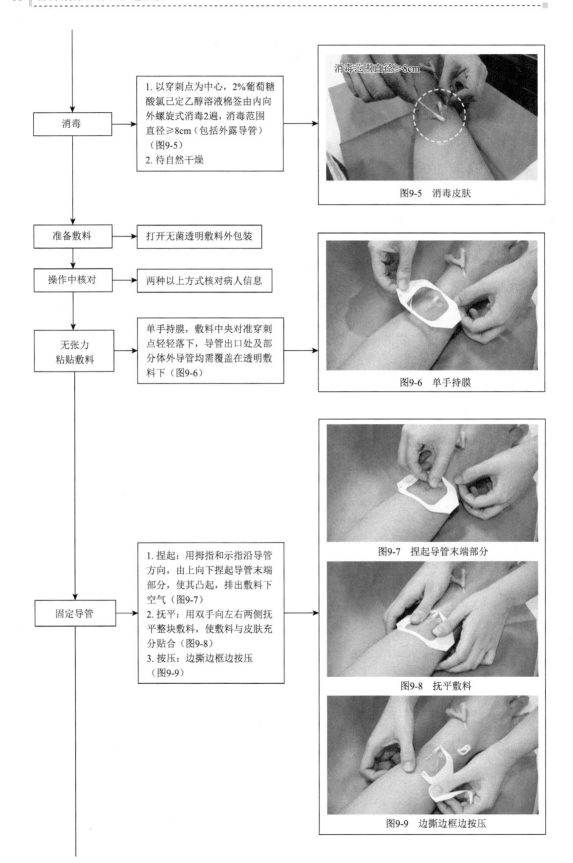

消毒

1. 以穿刺点为中心，2%葡萄糖酸氯己定乙醇溶液棉签由内向外螺旋式消毒2遍，消毒范围直径≥8cm（包括外露导管）（图9-5）
2. 待自然干燥

消毒范围直径≥8cm

图9-5 消毒皮肤

准备敷料

打开无菌透明敷料外包装

操作中核对

两种以上方式核对病人信息

无张力粘贴敷料

单手持膜，敷料中央对准穿刺点轻轻落下，导管出口处及部分体外导管均需覆盖在透明敷料下（图9-6）

图9-6 单手持膜

图9-7 捏起导管末端部分

固定导管

1. 捏起：用拇指和示指沿导管方向，由上向下捏起导管末端部分，使其凸起，排出敷料下空气（图9-7）
2. 抚平：用双手向左右两侧抚平整块敷料，使敷料与皮肤充分贴合（图9-8）
3. 按压：边撕边框边按压（图9-9）

图9-8 抚平敷料

图9-9 边撕边框边按压

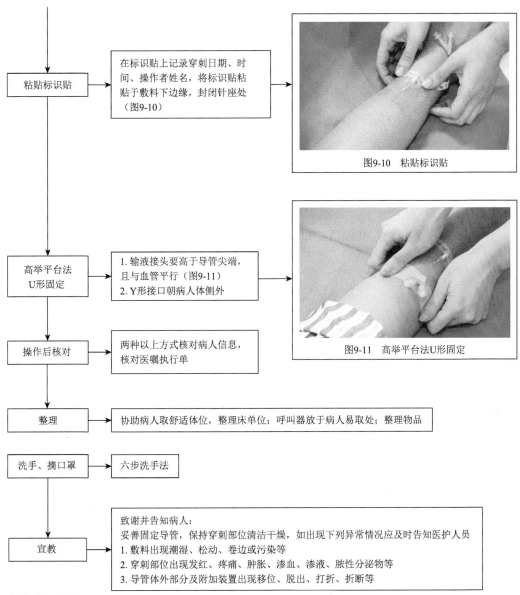

粘贴标识贴 → 在标识贴上记录穿刺日期、时间、操作者姓名，将标识贴粘贴于敷料下边缘，封闭针座处（图9-10）

图9-10　粘贴标识贴

高举平台法U形固定 → 1.输液接头要高于导管尖端，且与血管平行（图9-11）
2.Y形接口朝病人体侧外

图9-11　高举平台法U形固定

操作后核对 → 两种以上方式核对病人信息，核对医嘱执行单

整理 → 协助病人取舒适体位，整理床单位；呼叫器放于病人易取处；整理物品

洗手、摘口罩 → 六步洗手法

宣教 → 致谢并告知病人：
妥善固定导管，保持穿刺部位清洁干燥，如出现下列异常情况应及时告知医护人员
1. 敷料出现潮湿、松动、卷边或污染等
2. 穿刺部位出现发红、疼痛、肿胀、渗血、渗液、脓性分泌物等
3. 导管体外部分及附加装置出现移位、脱出、打折、折断等

【注意事项】

1. 严格遵循无菌技术操作原则和手卫生规范。

2. 每日对穿刺部位进行动态评估，观察有无发红、疼痛、肿胀、渗血、渗液、脓性分泌物等异常情况。

3. 应使用无菌纱布或无菌透明敷料覆盖穿刺点，注明敷料的使用日期或更换日期。

4. 病人出汗较多、穿刺点出血或渗血时可用纱布覆盖，待出汗、出血和（或）渗液问题解决后再使用其他类型敷料。

5. 对黏胶过敏、皮肤病变及皮肤完整性受损的病人，可选用纱布敷料，必要时选择水胶体等治疗性敷料。

6. ①无菌透明敷料应至少每7天更换1次；②无菌纱布敷料应至少每2天更换1次；③透明敷料下放置纱布敷料，应被视为纱布敷料，每2天更换一次；④若穿刺部位发生渗血、渗液或穿刺部位的敷料发生松动、卷边、污染等完整性受损时应立即更换。

第二节　外周静脉留置针维护评分标准

项目	标准要求	是	否
环境准备	安静、清洁，温湿度适宜，光线充足		
人员准备	仪表大方、举止端庄		
	服装、鞋帽整洁，佩戴胸卡		
	修剪指甲、洗手		
物品准备	治疗车上层：消毒物品（2% 葡萄糖酸氯己定乙醇溶液、无菌棉签）、酒精棉片、无菌透明敷料、治疗巾、手套、胶布、医嘱执行单、洗手液		
	治疗车下层：生活垃圾袋、医用垃圾袋、锐器盒		
评估	病人病情、年龄、意识状态、自理能力及合作程度等		
	敷料有无潮湿、松动、卷边或污染		
	穿刺部位有无发红、疼痛、肿胀、渗血、渗液、脓性分泌物等		
	导管通畅性、导管长度（内置 / 外露）及日期（穿刺 / 更换敷料），导管体外部分及附加装置有无移位、脱出、打折、折断等		
	导管内有无血液残留等		
操作流程	备齐物品，推车至床旁		
	自我介绍		
	两种以上方式核对病人信息（姓名、床尾卡、腕带等）		
	向病人解释操作目的、方法及配合要点，取得病人配合		
	协助病人大小便，取舒适体位		
	六步洗手法洗手，戴口罩		
	两种以上方法核对病人信息		
	核对医嘱执行单		
	垫治疗巾		
	移除输液接头的外固定胶布		
	六步洗手法洗手，戴手套		
	消毒		
	撕开酒精棉片的外包装，呈"口"状备用		
	一手持导管接头上方		
	另一手持酒精棉片外包装		
	用酒精棉片多方位擦拭输液接头的横切面及外围 5 ～ 15s（输液接头消毒和待干时间依据产品说明书）		
	待自然干燥		
	冲管及封管		
	移除外固定敷料		
	一手固定导管		
	另一手先将敷料以 0° 平拉，然后完全反折 180°		
	顺着导管穿刺方向从导管末端开始，慢慢揭除		
	脱手套，六步洗手法洗手		
	消毒		
	以穿刺点为中心，2% 葡萄糖酸氯己定乙醇溶液棉签由内向外螺旋式消毒 2 遍，消毒范围直径 ≥ 8cm（包括外露导管）		
	待自然干燥		
	打开无菌透明敷料外包装		

续表

项目	标准要求	是	否
操作流程	两种以上方式核对病人信息		
	无张力粘贴敷料		
	单手持膜，敷料中央对准穿刺点轻轻落下		
	导管出口处及部分体外导管均需覆盖在透明敷料下		
	固定导管		
	捏起：用拇指和示指沿导管方向，由上向下捏起导管末端部分，使其凸起，排出敷料下空气		
	抚平：用双手向左右两侧抚平整块敷料，使敷料与皮肤充分贴合		
	按压：边撕边框边按压		
	粘贴标识贴		
	在标识贴上记录穿刺日期、时间、操作者姓名		
	将标识贴粘于敷料下边缘，封闭针座处		
	高举平台法U形固定		
	输液接头要高于导管尖端，且与血管平行		
	Y形接口朝病人体侧外		
	两种以上方式核对病人信息		
	核对医嘱执行单		
	协助病人取舒适体位，整理床单位		
	呼叫器放于病人易取处		
	整理物品		
	六步洗手法洗手，摘口罩		
	致谢病人		
宣教指导	妥善固定导管，保持穿刺部位清洁干燥		
	如出现下列异常情况应及时告知医护人员：敷料出现潮湿、松动、卷边或污染等；穿刺部位出现发红、疼痛、肿胀、渗血、渗液、脓性分泌物等；导管体外部分及附加装置出现移位、脱出、打折、折断等		
相关知识	考核2项相关知识点		
整体评价	严格执行"三查七对"制度，查对到位		
	以病人为中心，人文关怀贯穿全程，沟通有效，能做到关心病人，确保安全		
	符合无菌操作原则，操作规范、娴熟		

第十章　中心静脉导管维护

中心静脉导管（central venous catheter，CVC）为非隧道式，经锁骨下静脉、颈内静脉、股静脉置管，尖端位于上腔静脉或下腔静脉的导管。该导管宜用于中长期静脉治疗，如静脉营养、化疗、大量输血、补液及中心静脉压测定等，不应用于高压注射泵注射造影剂（耐高压导管除外）。

第一节　中心静脉导管维护操作规范

【目的】

1. 维护局部清洁、舒适，减少导管相关性感染的发生。

2. 保证导管固定可靠、通畅，确保用药、监测顺利安全。

【准备】

1. 环境准备　安静、清洁，温湿度适宜，光线充足。

中心静脉导管维护操作规范

2. 人员准备　仪表大方、举止端庄；服装、鞋帽整洁；佩戴胸卡；修剪指甲、洗手。

3. 物品准备　①治疗车上层：静脉导管维护包（孔巾、治疗巾、剪刀、弯盘、纱布）、无菌手套、10ml及以上的一次性专用冲洗装置/注射器（内置不含防腐剂的0.9%氯化钠溶液）、医用长棉签、75%乙醇溶液（60ml）、2%葡萄糖酸氯己定乙醇溶液（60ml）、无菌纱布、输液接头、无菌透明敷料、酒精棉片、治疗巾、

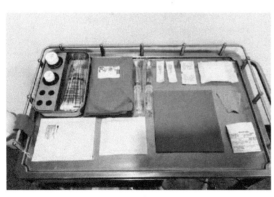

图 10-1　治疗车上层

胶布、医嘱执行单、洗手液（图 10-1）；②治疗车下层：生活垃圾袋、医用垃圾袋、锐器盒（见图 1-2）。

【操作流程】

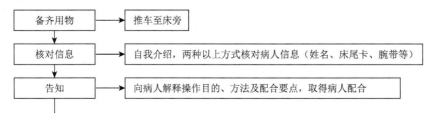

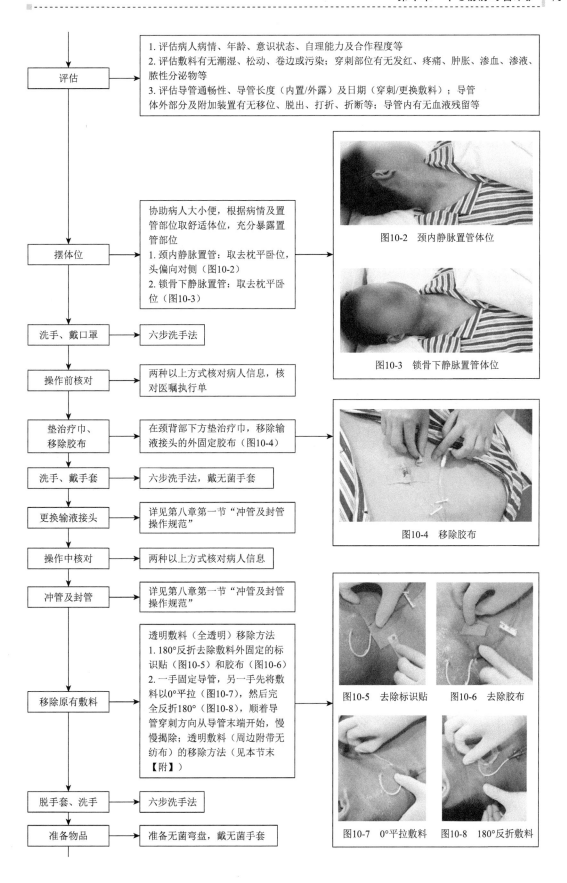

| 评估 | → | 1. 评估病人病情、年龄、意识状态、自理能力及合作程度等
2. 评估敷料有无潮湿、松动、卷边或污染；穿刺部位有无发红、疼痛、肿胀、渗血、渗液、脓性分泌物等
3. 评估导管通畅性、导管长度（内置/外露）及日期（穿刺/更换敷料）；导管体外部分及附加装置有无移位、脱出、打折、折断等；导管内有无血液残留等 |

图10-2　颈内静脉置管体位

图10-3　锁骨下静脉置管体位

| 摆体位 | → | 协助病人大小便，根据病情及置管部位取舒适体位，充分暴露置管部位
1. 颈内静脉置管：取去枕平卧位，头偏向对侧（图10-2）
2. 锁骨下静脉置管：取去枕平卧位（图10-3） |

| 洗手、戴口罩 | → | 六步洗手法 |

| 操作前核对 | → | 两种以上方式核对病人信息，核对医嘱执行单 |

| 垫治疗巾、移除胶布 | → | 在颈背部下方垫治疗巾，移除输液接头的外固定胶布（图10-4） |

图10-4　移除胶布

| 洗手、戴手套 | → | 六步洗手法，戴无菌手套 |

| 更换输液接头 | → | 详见第八章第一节"冲管及封管操作规范" |

| 操作中核对 | → | 两种以上方式核对病人信息 |

| 冲管及封管 | → | 详见第八章第一节"冲管及封管操作规范" |

| 移除原有敷料 | → | 透明敷料（全透明）移除方法
1. 180°反折去除敷料外固定的标识贴（图10-5）和胶布（图10-6）
2. 一手固定导管，另一手先将敷料以0°平拉（图10-7），然后完全反折180°（图10-8），顺着导管穿刺方向从导管末端开始，慢慢揭除；透明敷料（周边附带无纺布）的移除方法（见本节末【附】） |

图10-5　去除标识贴　　图10-6　去除胶布

图10-7　0°平拉敷料　　图10-8　180°反折敷料

| 脱手套、洗手 | → | 六步洗手法 |

| 准备物品 | → | 准备无菌弯盘，戴无菌手套 |

消毒皮肤及导管 →

1. 一手提起导管，一手持75%乙醇溶液长棉签，避开穿刺点由内向外消毒周围皮肤3次（图10-9），消毒范围直径≥20 m（建议每次消毒方向与上次相反），待自然干燥

2. 一手提起导管，一手持2%葡萄糖酸氯己定乙醇溶液长棉签，以穿刺点为中心，由内向外消毒皮肤3次（图10-10），消毒范围直径≥20cm，（建议每次消毒方向与上次相反），待自然干燥

3. 一手持导管，一手持2%葡萄糖酸氯己定乙醇溶液长棉签消毒导管的各面及附加装置2次（图10-11），用力擦拭，直至导管清洁、无粘胶残留，待自然干燥

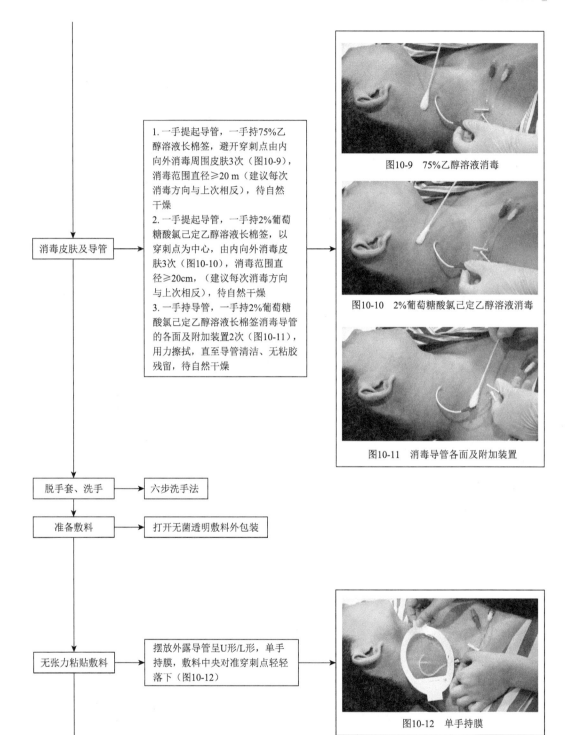

图10-9　75%乙醇溶液消毒

图10-10　2%葡萄糖酸氯己定乙醇溶液消毒

图10-11　消毒导管各面及附加装置

脱手套、洗手 → 六步洗手法

准备敷料 → 打开无菌透明敷料外包装

无张力粘贴敷料 → 摆放外露导管呈U形/L形，单手持膜，敷料中央对准穿刺点轻轻落下（图10-12）

图10-12　单手持膜

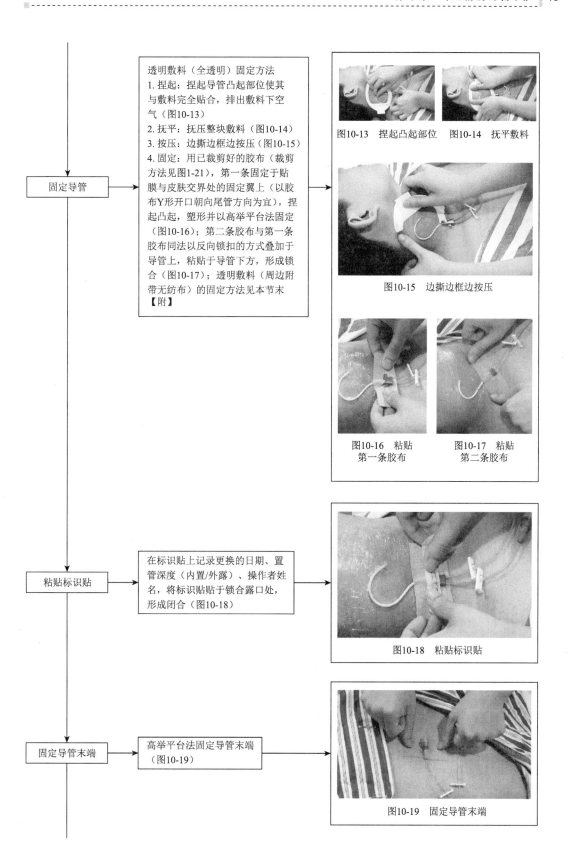

固定导管

透明敷料（全透明）固定方法
1. 捏起：捏起导管凸起部位使其与敷料完全贴合，排出敷料下空气（图10-13）
2. 抚平：抚压整块敷料（图10-14）
3. 按压：边撕边框边按压（图10-15）
4. 固定：用已裁剪好的胶布（裁剪方法见图1-21），第一条固定于贴膜与皮肤交界处的固定翼上（以胶布Y形开口朝向尾管方向为宜），捏起凸起，塑形并以高举平台法固定（图10-16）；第二条胶布与第一条胶布同法以反向锁扣的方式叠加于导管上，粘贴于导管下方，形成锁合（图10-17）；透明敷料（周边附带无纺布）的固定方法见本节末【附】

图10-13 捏起凸起部位　图10-14 抚平敷料

图10-15 边撕边框边按压

图10-16 粘贴第一条胶布　图10-17 粘贴第二条胶布

粘贴标识贴

在标识贴上记录更换的日期、置管深度（内置/外露）、操作者姓名，将标识贴贴于锁合露口处，形成闭合（图10-18）

图10-18 粘贴标识贴

固定导管末端

高举平台法固定导管末端（图10-19）

图10-19 固定导管末端

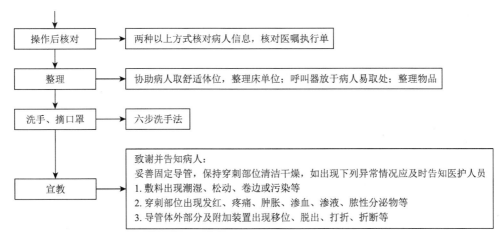

操作后核对	→	两种以上方式核对病人信息，核对医嘱执行单
整理	→	协助病人取舒适体位，整理床单位；呼叫器放于病人易取处；整理物品
洗手、摘口罩	→	六步洗手法
宣教	→	致谢并告知病人： 妥善固定导管，保持穿刺部位清洁干燥，如出现下列异常情况应及时告知医护人员 1. 敷料出现潮湿、松动、卷边或污染等 2. 穿刺部位出现发红、疼痛、肿胀、渗血、渗液、脓性分泌物等 3. 导管体外部分及附加装置出现移位、脱出、打折、折断等

【注意事项】

1. 严格遵循无菌技术操作原则和手卫生规范。

2. 动态评估 ①每次输液前要先确认导管是否在静脉内（通畅）；②每日可通过透明敷料或完整的敷料触诊来观察穿刺点及周围皮肤的完整性，如果穿刺部位出现发红、疼痛、肿胀、渗血、渗液、脓性分泌物等，无明显来源的发热或其他局部或血流感染等征象，需将敷料移除后彻底检查导管穿刺处；③注意观察导管体外长度的变化，防止导管脱出。

3. 输液过程中加强巡视 ①如发现导管内有回血，应及时冲管，以免形成血块阻塞导管；②如输注不畅，可能与下列情况有关：导管堵塞、导管弯曲受压或滑出血管外，头部体位不当，固定导管缝线结扎过紧等；③不可用力推注液体，以防将管内的凝血块冲入血管形成栓子。

4. 宜使用专用护理包进行维护

（1）无菌透明敷料应至少每 7 天更换 1 次，若应用无菌纱布敷料，应至少 2 天更换 1 次，如果透明敷料下放置纱布敷料，应视为纱布敷料，每 2 天更换一次；若穿刺部位发生渗液、渗血、出汗等导致的卷曲、松脱或破损等敷料完整性受损，应立即更换。

（2）附加的肝素帽或无针接头应至少每 7 天更换 1 次；肝素帽或无针接头内有血液残留、完整性受损或取下，应立即更换。

5. 根据病情、留置时间、并发症等因素进行评估，由医生尽早拔除导管，拔除后应检查导管的完整性，保持穿刺点 24h 密闭。

【附】

透明敷料（周边附带无纺布）移除及固定方法见图 10-20 ～图 10-24。

| 移除原有敷料 | → | 1.180°反折去除敷料外固定的标识贴和胶布（图10-20）
2. 一手固定导管，另一手将敷料顺着导管穿刺方向从导管末端开始180°反折推卷，慢慢揭除（图10-21） |

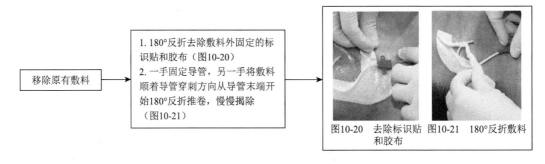

图10-20　去除标识贴　图10-21　180°反折敷料和胶布

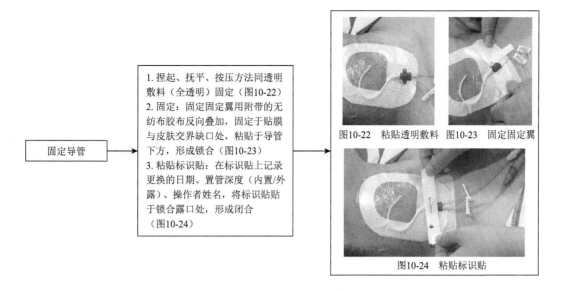

固定导管 → 1. 捏起、抚平、按压方法同透明敷料（全透明）固定（图10-22）
2. 固定：固定固定翼用附带的无纺布胶布反向叠加，固定于贴膜与皮肤交界缺口处，粘贴于导管下方，形成锁合（图10-23）
3. 粘贴标识贴：在标识贴上记录更换的日期、置管深度（内置/外露）、操作者姓名，将标识贴贴于锁合露口处，形成闭合（图10-24）

图10-22　粘贴透明敷料　　图10-23　固定固定翼

图10-24　粘贴标识贴

第二节　中心静脉导管维护评分标准

项目	标准要求	是	否
环境准备	安静、清洁，温湿度适宜，光线充足		
人员准备	仪表大方、举止端庄		
	服装、鞋帽整洁，佩戴胸卡		
	修剪指甲、洗手		
物品准备	治疗车上层：静脉导管维护包（孔巾、治疗巾、剪刀、弯盘、纱布）、无菌手套、10ml 及以上的一次性专用冲洗装置 / 注射器（内置不含有防腐剂的 0.9% 氯化钠溶液）、医用长棉签、75% 乙醇溶液（60ml）、2% 葡萄糖酸氯己定乙醇溶液（60ml）、无菌纱布、输液接头、无菌透明敷料、酒精棉片、治疗巾、胶布、医嘱执行单、洗手液		
	治疗车下层：生活垃圾袋、医用垃圾袋、锐器盒		
评估	病人病情、年龄、意识状态、自理能力及合作程度等		
	敷料有无潮湿、松动、卷边或污染		
	穿刺部位有无发红、疼痛、肿胀、渗血、渗液、脓性分泌物等		
	导管通畅性、导管长度（内置 / 外漏）及日期（穿刺 / 更换敷料），导管体外部分及附加装置有无移位、脱出、打折、折断等		
	导管内有无血液残留等		
操作流程	备齐物品，推车至床旁		
	自我介绍		
	两种以上方式核对病人信息（姓名、床尾卡、腕带等）		
	告知病人操作目的、方法及配合要点，取得病人配合		
	协助病人大小便，根据病情及置管部位取舒适体位		
	颈内静脉置管：取去枕平卧位，头偏向对侧		
	锁骨下静脉置管：取去枕平卧位		
	六步洗手法洗手，戴口罩		
	两种以上方法核对病人信息		
	核对医嘱执行单		
	在颈背部下方垫治疗巾		
	移除输液接头的外固定胶布		

项目	标准要求	是	否
操作流程	六步洗手法洗手，戴手套		
	更换输液接头		
	两种以上方法核对病人信息		
	冲管及封管		
	移除原有敷料〔透明敷料（全透明）移除方法〕		
	180° 反折去除敷料外固定的标识贴和胶布		
	一手固定导管		
	另一手先将敷料以 0° 平拉，然后完全反折 180°		
	顺着导管穿刺方向从导管末端开始，慢慢揭除		
	透明敷料（周边附带无纺布）的移除方法		
	180° 反折去除敷料外固定的标识贴和胶布		
	一手固定导管		
	另一手将敷料顺着导管穿刺方向从导管末端开始 180° 反折推卷，慢慢揭除		
	脱手套，六步洗手法洗手		
	准备无菌弯盘，戴无菌手套		
	消毒皮肤及导管		
	一手提起导管，一手持 75% 乙醇溶液长棉签，避开穿刺点由内向外消毒周围皮肤 3 次，消毒范围直径≥20cm（建议每次消毒方向与上次相反）		
	待自然干燥		
	一手提起导管，一手持 2% 葡萄糖酸氯己定乙醇溶液长棉签，以穿刺点为中心，由内向外消毒皮肤 3 次，消毒范围直径≥20cm（建议每次消毒方向与上次相反）		
	待自然干燥		
	一手持导管，一手持 2% 葡萄糖酸氯己定乙醇溶液长棉签消毒导管的各面及附加装置 2 次，用力擦拭，直至导管清洁、无粘胶残留		
	待自然干燥		
	脱手套，六步洗手法洗手		
	打开无菌透明敷料外包装		
	无张力粘贴敷料		
	摆放外露导管呈 U 形 /L 形		
	单手持膜，敷料中央对准穿刺点轻轻落下		
	固定导管〔透明敷料（全透明）固定方法〕		
	捏起：捏起导管凸起部位，使其与敷料完全贴合，排出敷料下空气		
	抚平：抚压整块敷料		
	按压：边撕边框边按压		
	固定：用已裁剪好的胶布，第一条固定于贴膜与皮肤交界处的固定翼上（以胶布 Y 形开口朝向尾管方向为宜），捏起凸起，塑形并以高举平台法固定；第二条胶布与第一条胶布同法以反向锁扣的方式叠加于导管上，粘贴于导管下方，形成锁合		
	透明敷料（周边附带无纺布）的固定方法		
	捏起、抚平、按压方法同透明敷料（全透明）固定		
	固定：用附带的无纺布胶布反向叠加，固定于贴膜与皮肤交界缺口处，粘贴于导管下方，形成锁合		
	在标识贴上记录更换的日期、置管深度（内置 / 外露）、操作者姓名		
	将标识贴贴于锁合露口处，形成闭合		
	高举平台法固定导管末端		
	两种以上方式核对病人信息		
	核对医嘱执行单		
	协助病人取舒适体位，整理床单位		

续表

项目	标准要求	是	否
操作流程	呼叫器放于病人易取处		
	整理物品		
	六步洗手法洗手、摘口罩		
	致谢病人		
宣教指导	妥善固定导管，保持穿刺部位清洁干燥		
	如出现下列异常情况应及时告知医护人员：敷料出现潮湿、松动、卷边或污染等；穿刺部位出现发红、疼痛、肿胀、渗血、渗液、脓性分泌物等；导管体外部分及附加装置出现移位、脱出、打折、折断等		
相关知识	考核 2 项相关知识点		
	严格执行"三查七对"制度，查对到位		
整体评价	以病人为中心，人文关怀贯穿全程，沟通有效，能做到关心病人，确保安全		
	符合无菌操作原则，操作规范、娴熟		

第十一章　经外周置入中心静脉导管维护

第一节　经外周置入中心静脉导管维护操作规范

【目的】

保持导管功能良好，减少相关并发症的发生。

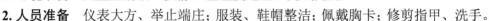

经外周置入中心静脉
导管维护操作规范

【准备】

1. 环境准备　处置室清洁、安静，温湿度适宜，光线充足。

2. 人员准备　仪表大方、举止端庄；服装、鞋帽整洁；佩戴胸卡；修剪指甲、洗手。

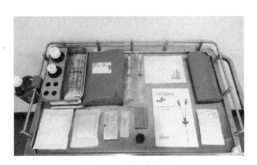

图 11-1　治疗车上层

3. 物品准备　①治疗车上层：静脉导管维护包（孔巾、治疗巾、剪刀、弯盘、纱布）、无菌手套、10ml 及以上的一次性专用冲洗装置/注射器（内置不含防腐剂的 0.9% 氯化钠溶液）、医用长棉签、75% 乙醇溶液（60ml）、2% 葡萄糖酸氯己定乙醇溶液（60ml）、无菌纱布、输液接头、无菌透明敷料、酒精棉片、治疗巾、胶布、皮尺、医嘱执行单、PICC 护理手册、洗手液、皮肤保护剂（必要时）（图 11-1）；②治疗车下层：生活垃圾袋、医用垃圾袋、锐器盒（见图 1-2）。

【操作流程】

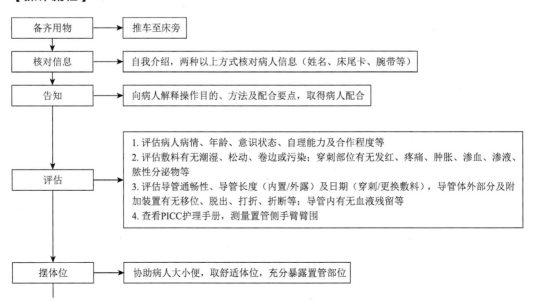

备齐用物 → 推车至床旁

核对信息 → 自我介绍，两种以上方式核对病人信息（姓名、床尾卡、腕带等）

告知 → 向病人解释操作目的、方法及配合要点，取得病人配合

评估 →
1. 评估病人病情、年龄、意识状态、自理能力及合作程度等
2. 评估敷料有无潮湿、松动、卷边或污染；穿刺部位有无发红、疼痛、肿胀、渗血、渗液、脓性分泌物等
3. 评估导管通畅性、导管长度（内置/外露）及日期（穿刺/更换敷料），导管体外部分及附加装置有无移位、脱出、打折、折断等；导管内有无血液残留等
4. 查看PICC护理手册，测量置管侧手臂臂围

摆体位 → 协助病人大小便，取舒适体位，充分暴露置管部位

洗手、戴口罩 → 六步洗手法

操作前核对 → 两种以上方式核对病人信息，核对医嘱执行单

垫治疗巾、移除胶布 → 在置管部位下方垫治疗巾，移除输液接头的外固定胶布

洗手、戴手套 → 六步洗手法，戴无菌手套

更换输液接头 → 详见第八章第一节"冲管及封管操作规范"

操作中核对 → 两种以上方式核对病人信息

冲管及封管 → 详见第八章第一节"冲管及封管操作规范"

移除原有敷料 →
1. 180°反折去除敷料外固定的标识贴（图11-2）和胶布（图11-3）
2. 一手固定导管，另一手先将敷料以0°平拉（图11-4），然后完全反折180°，顺着导管穿刺方向从导管末端开始，慢慢揭除（图11-5）
3. 观察导管内置/外露刻度

脱手套、洗手 → 六步洗手法

准备物品 → 准备无菌弯盘，戴无菌手套

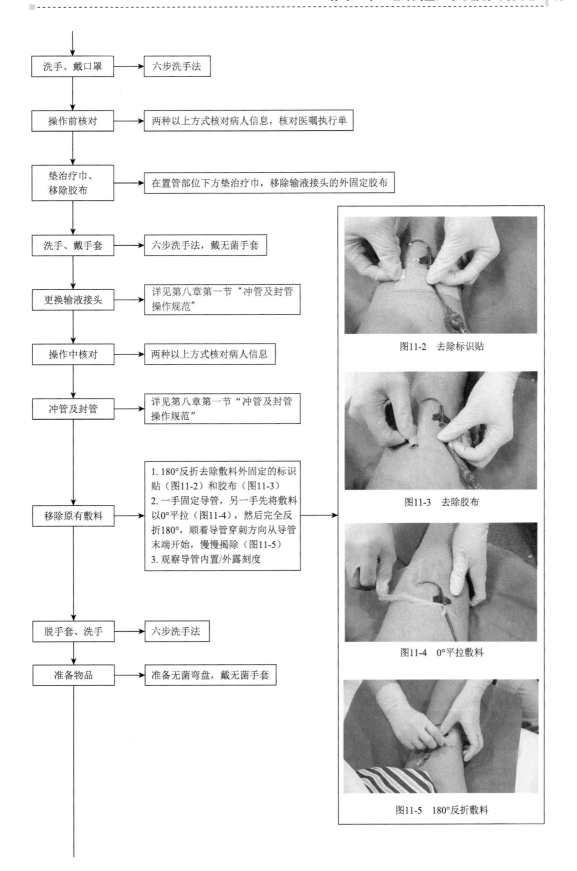

图11-2 去除标识贴

图11-3 去除胶布

图11-4 0°平拉敷料

图11-5 180°反折敷料

消毒皮肤及导管 →

1. 一手提起导管，一手持75%乙醇溶液长棉签，避开穿刺点由内向外消毒周围皮肤3次（图11-6），消毒范围直径≥20cm、两侧至臂缘（建议每次消毒方向与上次相反），待自然干燥

2. 一手提起导管，一手持2%葡萄糖酸氯己定乙醇溶液长棉签，以穿刺点为中心由内向外消毒周围皮肤3次（图11-7），消毒范围直径≥20cm、两侧至臂缘（建议每次消毒方向与上次相反），待自然干燥

3. 一手持导管，一手持2%葡萄糖酸氯己定乙醇溶液长棉签，消毒导管的各面及附加装置，用力擦拭，直至导管清洁、无粘胶残留，待自然干燥（图11-8）

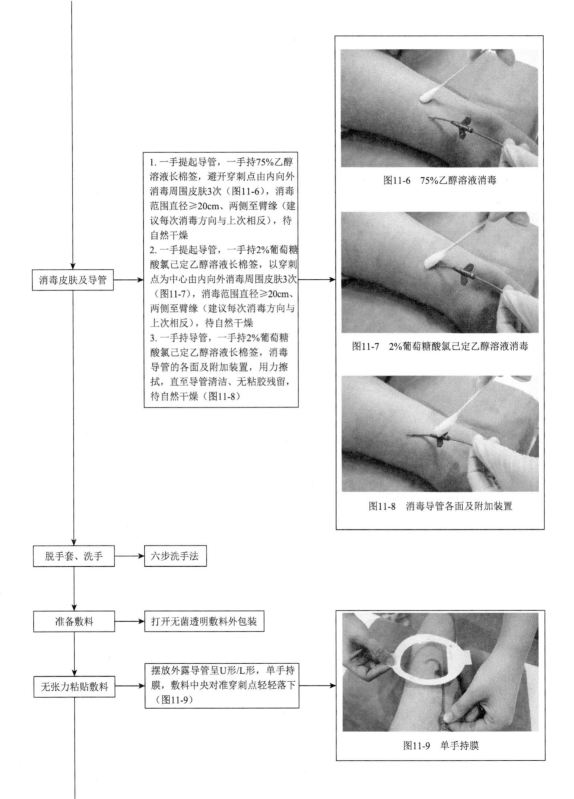

图11-6　75%乙醇溶液消毒

图11-7　2%葡萄糖酸氯己定乙醇溶液消毒

图11-8　消毒导管各面及附加装置

脱手套、洗手 → 六步洗手法

准备敷料 → 打开无菌透明敷料外包装

无张力粘贴敷料 → 摆放外露导管呈U形/L形，单手持膜，敷料中央对准穿刺点轻轻落下（图11-9）

图11-9　单手持膜

固定导管

1. 捏起：捏导管凸起及固定翼，使其与敷料完全贴合，排出敷料下空气（图11-10）
2. 抚平：抚压整块敷料（图11-11）
3. 按压：边撕边框边按压（图11-12）
4. 固定：用已裁剪好的胶布（裁剪方法见图1-21），第一条粘贴于贴膜与皮肤交界处（以胶布Y形开口朝向尾管方向为宜），捏起凸起，塑形并以高举平台法固定（图11-13）；第二条胶布与第一条胶布同法以反向锁扣的方式叠加于导管上，粘贴于导管下方的皮肤上，与第一条胶布形成锁合（图11-14）

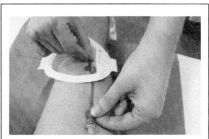

图11-10　捏起凸起及固定翼

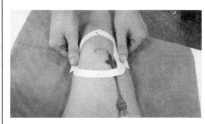

图11-11　抚平敷料

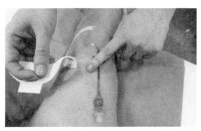

图11-12　边撕边框边按压

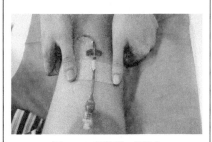

图11-13　粘贴第一条胶布

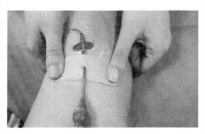

图11-14　粘贴第二条胶布

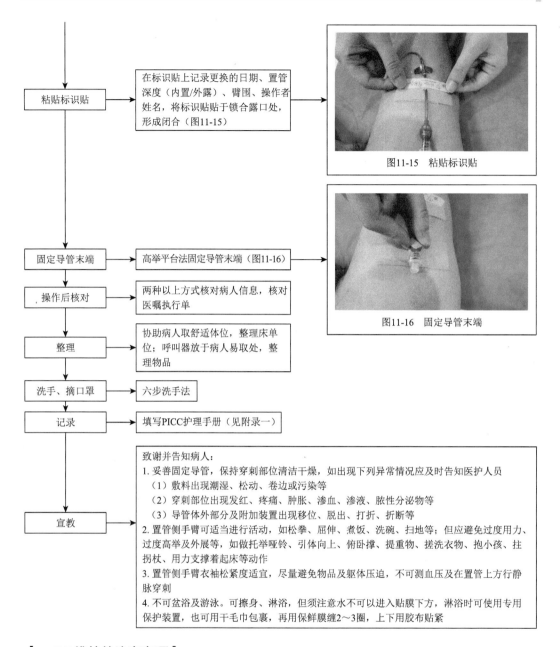

图11-15 粘贴标识贴

图11-16 固定导管末端

```
粘贴标识贴 → 在标识贴上记录更换的日期、置管
           深度（内置/外露）、臂围、操作者
           姓名，将标识贴贴于锁合露口处，
           形成闭合（图11-15）

固定导管末端 → 高举平台法固定导管末端（图11-16）

操作后核对 → 两种以上方式核对病人信息，核对
           医嘱执行单

整理 → 协助病人取舒适体位，整理床单
       位；呼叫器放于病人易取处，整
       理物品

洗手、摘口罩 → 六步洗手法

记录 → 填写PICC护理手册（见附录一）
```

宣教 →

致谢并告知病人：
1. 妥善固定导管，保持穿刺部位清洁干燥，如出现下列异常情况应及时告知医护人员
　（1）敷料出现潮湿、松动、卷边或污染等
　（2）穿刺部位出现发红、疼痛、肿胀、渗血、渗液、脓性分泌物等
　（3）导管体外部分及附加装置出现移位、脱出、打折、折断等
2. 置管侧手臂可适当进行活动，如松拳、屈伸、煮饭、洗碗、扫地等；但应避免过度用力、过度高举及外展等，如做托举哑铃、引体向上、俯卧撑、提重物、搓洗衣物、抱小孩、挂拐杖、用力支撑着起床等动作
3. 置管侧手臂衣袖松紧度适宜，尽量避免物品及躯体压迫，不可测血压及在置管上方行静脉穿刺
4. 不可盆浴及游泳。可擦身、淋浴，但须注意水不可以进入贴膜下方，淋浴时可使用专用保护装置，也可用干毛巾包裹，再用保鲜膜缠绕2～3圈，上下用胶布贴紧

【PICC 维护的注意事项】

1. 导管的维护应由经培训考核合格的护士执行。

2. 严格遵循无菌技术操作原则和手卫生规范。

3. 每日观察穿刺点及周围皮肤的完整性，注意导管外露长度的变化，防止导管脱出。

4. 输注血液或血液制品、脂肪乳等高黏性药物后应立即用 0.9% 氯化钠溶液 20ml 脉冲式冲管，不可用重力式冲管；禁止使用小于 10ml 的注射器冲管，以免压强过大导致导管破损。

5. 维护时宜使用专用护理包，在治疗间歇期应至少每周维护一次

（1）应在置管后 24h 更换敷料。无菌透明敷料应至少每 7 天更换一次，无菌纱布敷料应至少每 2 天更换一次。若穿刺部位发生渗液、渗血，应及时更换敷料；穿刺部位的敷料发生松动、污染等完整性受损时应立即更换。

（2）附加的无针接头应至少每 7 天更换 1 次，如有血液残留、完整性受损或取下，应立即更换。

6. 疑似导管移位时，应再行 X 线检查，以确定导管尖端所处位置。

7. 禁止将导管体外部分人为移入体内。

第二节　经外周置入中心静脉导管维护评分标准

项目	标准要求	是	否
环境准备	处置室清洁、安静，温湿度适宜，光线充足		
人员准备	仪表大方、举止端庄		
	服装、鞋帽整洁，佩戴胸卡		
	修剪指甲、洗手		
物品准备	治疗车上层：静脉导管维护包（孔巾、治疗巾、剪刀、弯盘、纱布）、无菌手套、10ml 及以上的一次性专用冲洗装置 / 注射器（内置不含防腐剂的 0.9% 氯化钠溶液）、医用长棉签、75% 乙醇溶液（60ml）、2% 葡萄糖酸氯己定乙醇溶液（60ml）、无菌纱布、输液接头、无菌透明敷料、酒精棉片、治疗巾、胶布、皮尺、医嘱执行单、PICC 护理手册、洗手液、皮肤保护剂（必要时）		
	治疗车下层：生活垃圾袋、医用垃圾袋、锐器盒		
评估	病人病情、年龄、意识状态、自理能力及合作程度等		
	敷料有无潮湿、松动、卷边或污染		
	穿刺部位有无发红、疼痛、肿胀、渗血、渗液、脓性分泌物等		
	导管通畅性、导管长度（内置 / 外露）及日期（穿刺 / 更换敷料），导管体外部分及附加装置有无移位、脱出、打折、折断等		
	导管内有无血液残留等		
	查看 PICC 护理手册，测量置管侧手臂臂围		
操作流程	备齐用物，推车至床旁		
	自我介绍		
	两种以上方式核对病人信息（姓名、床尾卡、腕带等）		
	向病人解释操作目的、方法及配合要点，取得病人配合		
	协助病人大小便		
	取舒适体位		
	充分暴露置管部位		
	六步洗手法洗手，戴口罩		
	两种以上方式核对病人信息		
	核对医嘱执行单		
	在置管部位下方垫治疗巾		
	移除输液接头的外固定胶布		
	六步洗手法洗手，戴无菌手套		
	更换输液接头		
	两种以上方式核对病人信息		
	冲管及封管		
	移除原有敷料		
	180° 反折去除敷料外固定的标识贴和胶布		
	一手固定导管		
	另一手先将敷料以 0° 平拉，然后完全反折 180°		
	顺着导管穿刺方向从导管末端开始，慢慢揭除		
	观察导管内置 / 外露刻度		
	脱手套，六步洗手法洗手		

项目	标准要求	是	否
操作流程	准备无菌弯盘，戴无菌手套		
	消毒皮肤及导管		
	一手提起导管，一手持 75% 乙醇溶液长棉签，避开穿刺点由内向外消毒周围皮肤 3 次，消毒范围直径≥ 20cm、两侧至臂缘（建议每次消毒方向与上次相反）		
	待自然干燥		
	一手提起导管，一手持 2% 葡萄糖酸氯己定乙醇溶液长棉签，以穿刺点为中心，由内向外消毒周围皮肤 3 次，消毒范围直径≥ 20cm、两侧至臂缘（建议每次消毒方向与上次相反）		
	待自然干燥		
	一手持导管，一手持 2% 葡萄糖酸氯己定乙醇溶液长棉签消毒导管的各面及附加装置，用力擦拭，直至导管清洁、无粘胶残留		
	待自然干燥		
	脱手套，六步洗手法洗手		
	打开无菌透明敷料外包装		
	无张力粘贴敷料		
	摆放外露导管呈 U 形 /L 形		
	单手持膜，敷料中央对准穿刺点轻轻落下		
	固定导管		
	捏起：捏起导管凸起及固定翼，使其与敷料完全贴合，排出敷料下空气		
	抚平：抚压整块敷料		
	按压：边撕边框边按压		
	固定：用已裁剪好的胶布，第一条粘贴于贴膜与皮肤交界处（以胶布 Y 形开口朝向尾管方向为宜），捏起凸起，塑形并以高举平台法固定；第二条胶布与第一条胶布同法以反向锁扣的方式叠加于导管上，粘贴于导管下方的皮肤上，与第一条胶布形成锁合		
	在标识贴上记录更换的日期、置管深度（内置 / 外露）、臂围、操作者姓名		
	将标识贴贴于锁合露口处，形成闭合		
	高举平台法固定导管末端		
	两种以上方式核对病人信息		
	核对医嘱执行单		
	协助病人取舒适体位，整理床单位		
	呼叫器放于病人易取处		
	整理物品		
	六步洗手法洗手，摘口罩		
	填写 PICC 护理手册		
	致谢病人		
宣教指导	妥善固定导管，保持穿刺部位清洁干燥		
	如出现下列异常情况应及时告知医护人员：敷料出现潮湿、松动、卷边或污染等；穿刺部位出现发红、疼痛、肿胀、渗血、渗液、脓性分泌物等；导管体外部分及附加装置出现移位、脱出、打折、折断等		
	置管侧手臂可适当进行活动，如握拳、屈伸、煮饭、洗碗、扫地等；但应避免过度用力、过度高举及外展等，如做托举哑铃、引体向上、俯卧撑、提重物、搓洗衣物、抱小孩、拄拐杖、用力支撑着起床等动作		
	置管侧手臂衣袖松紧度适宜，尽量避免物品及躯体压迫，不可测血压及在置管上方行静脉穿刺		
	不可盆浴及游泳。可擦身、淋浴，但须注意水不可以进入贴膜下方，淋浴时可使用专用保护装置，也可用干毛巾包裹，再用保鲜膜缠 2 ~ 3 圈，上下用胶布贴紧		
相关知识	考核 2 项相关知识点		
整体评价	严格执行"三查七对"制度，查对到位		
	以病人为中心，人文关怀贯穿全程，沟通有效，能做到关心病人，确保安全		
	符合无菌操作原则，操作规范、娴熟		

第十二章　经外周置入中心静脉导管拔除

第一节　经外周置入中心静脉导管拔除操作规范

【拔管指征】

1. 留置时间已达 1 年。

2. PICC 完成了治疗需求。

3. 出现导管相关性感染和不能解决的并发症。

经外周置入中心静脉导管
拔除操作规范

【准备】

1. 环境准备　处置室清洁、安静，温湿度适宜，光线充足。

2. 人员准备　仪表大方、举止端庄；服装、鞋帽整洁；佩戴胸卡；修剪指甲、洗手。

3. 物品准备　①治疗车上层：静脉导管维护包（孔巾、治疗巾、剪刀、弯盘、纱布）、手套（清洁手套1副、无菌手套1副）、医用长棉签、75% 乙醇溶液（60ml）、2% 葡萄糖酸氯己定乙醇溶液（60ml）、无菌纱布、无菌透明敷料、治疗巾、皮尺、压脉带、PICC 护理手册、医嘱执行单、洗手液

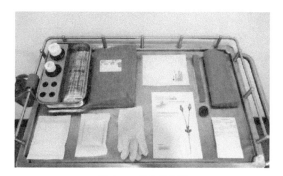

图 12-1　治疗车上层

（图 12-1）；②治疗车下层：生活垃圾袋、医用垃圾袋、锐器盒（见图 1-2）。

【操作流程】

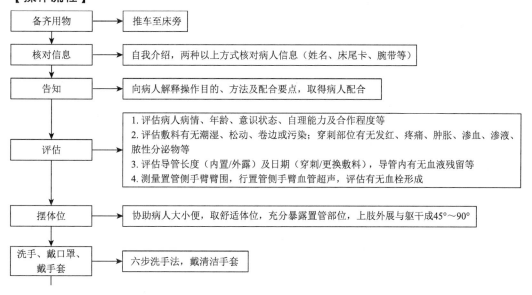

备齐用物 → 推车至床旁

核对信息 → 自我介绍，两种以上方式核对病人信息（姓名、床尾卡、腕带等）

告知 → 向病人解释操作目的、方法及配合要点，取得病人配合

评估 →
1. 评估病人病情、年龄、意识状态、自理能力及合作程度等
2. 评估敷料有无潮湿、松动、卷边或污染；穿刺部位有无发红、疼痛、肿胀、渗血、渗液、脓性分泌物等
3. 评估导管长度（内置/外露）及日期（穿刺/更换敷料），导管内有无血液残留等
4. 测量置管侧手臂臂围，行置管侧手臂血管超声，评估有无血栓形成

摆体位 → 协助病人大小便，取舒适体位，充分暴露置管部位，上肢外展与躯干成45°～90°

洗手、戴口罩、戴手套 → 六步洗手法，戴清洁手套

操作前核对	两种以上方式核对病人信息，核对医嘱执行单
垫治疗巾	在手臂下方垫治疗巾，于穿刺点以上的上臂下放压脉带备用
移除胶布	移除输液接头的外固定胶布
移除原有敷料	1. 180°反折去除敷料外固定的标识贴（图12-2）和胶布（图12-3） 2. 一手固定导管，另一手先将敷料以0°平拉（图12-4），然后完全反折180°（图12-5），顺着导管穿刺方向从导管末端开始，慢慢揭除 3. 观察导管内置/外露刻度
脱手套、洗手	六步洗手法
操作中核对	两种以上方式核对病人信息
准备物品	准备无菌弯盘，戴无菌手套

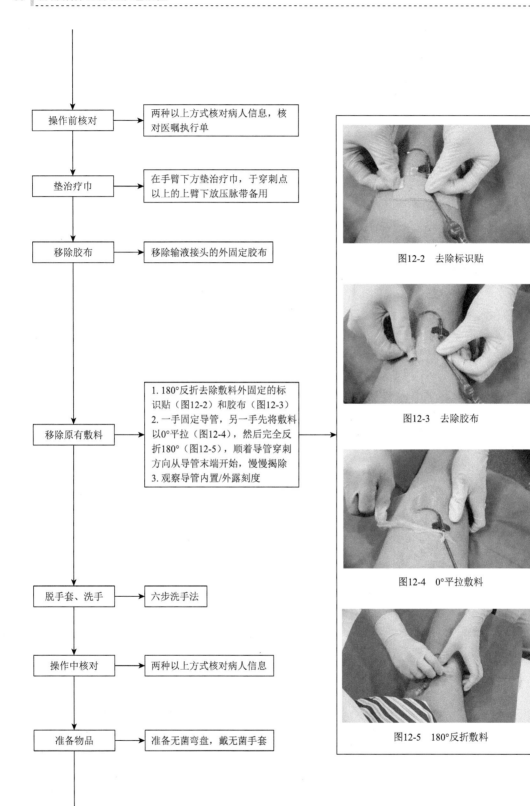

图12-2 去除标识贴

图12-3 去除胶布

图12-4 0°平拉敷料

图12-5 180°反折敷料

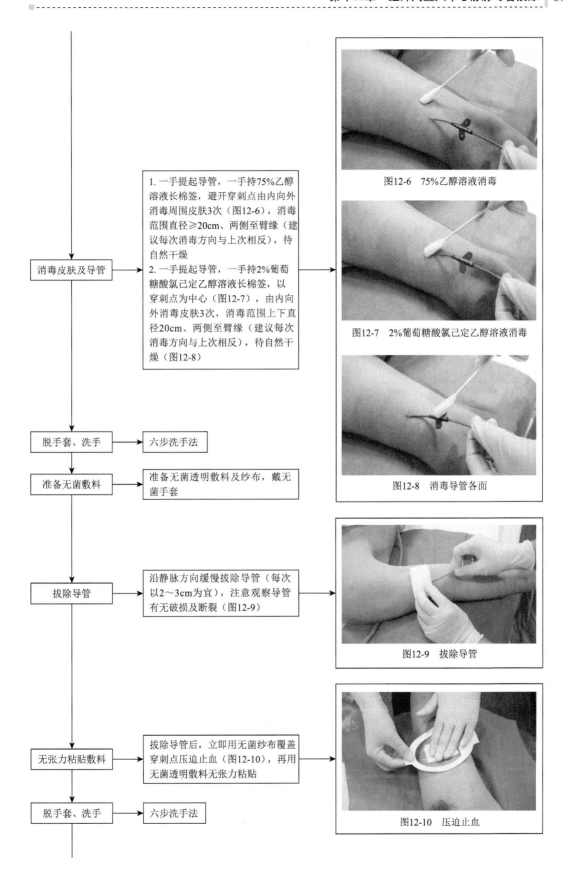

消毒皮肤及导管 →

1. 一手提起导管，一手持75%乙醇溶液长棉签，避开穿刺点由内向外消毒周围皮肤3次（图12-6），消毒范围直径≥20cm、两侧至臂缘（建议每次消毒方向与上次相反），待自然干燥
2. 一手提起导管，一手持2%葡萄糖酸氯己定乙醇溶液长棉签，以穿刺点为中心（图12-7），由内向外消毒皮肤3次，消毒范围上下直径20cm、两侧至臂缘（建议每次消毒方向与上次相反），待自然干燥（图12-8）

图12-6　75%乙醇溶液消毒

图12-7　2%葡萄糖酸氯己定乙醇溶液消毒

脱手套、洗手 → 六步洗手法

准备无菌敷料 → 准备无菌透明敷料及纱布，戴无菌手套

图12-8　消毒导管各面

拔除导管 → 沿静脉方向缓慢拔除导管（每次以2～3cm为宜），注意观察导管有无破损及断裂（图12-9）

图12-9　拔除导管

无张力粘贴敷料 → 拔除导管后，立即用无菌纱布覆盖穿刺点压迫止血（图12-10），再用无菌透明敷料无张力粘贴

脱手套、洗手 → 六步洗手法

图12-10　压迫止血

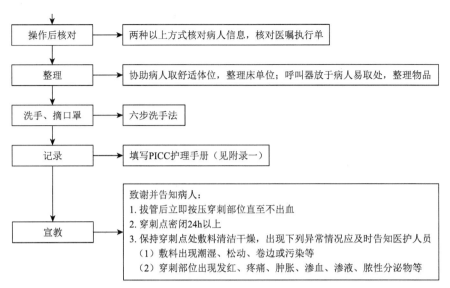

【注意事项】

1. PICC 留置时间不宜超过 1 年或遵照产品使用说明书而定。应监测导管穿刺部位，并根据病人病情、导管类型、留置时间、并发症等因素进行评估，尽早拔除。

2. 为防止拔管过程中发生导管断裂，应事先准备好压脉带。一旦发生导管断裂，立即系压脉带，防止断裂的导管随着血流进入心脏，通知医生做进一步处置。

3. 如遇到阻力，应立即停止撤管，不得强行拔除，可暂时固定导管，给予热敷，直至导管松动，再继续撤管。

4. 导管拔除后应检查导管的完整性，应保持穿刺点密闭 24h 以上。

第二节　经外周置入中心静脉导管拔除评分标准

项目	标准要求	是	否
环境准备	处置室清洁、安静，温湿度适宜，光线充足		
人员准备	仪表大方、举止端庄		
	服装、鞋帽整洁，佩戴胸卡		
	修剪指甲、洗手		
物品准备	治疗车上层：静脉导管维护包（孔巾、治疗巾、剪刀、弯盘、纱布）、手套（清洁手套 1 副、无菌手套 1 副）、医用长棉签、75% 乙醇溶液（60ml）、2% 葡萄糖酸氯己定乙醇溶液（60ml）、无菌纱布、无菌透明敷料、治疗巾、皮尺、压脉带、PICC 护理手册、医嘱执行单、洗手液		
	治疗车下层：生活垃圾袋、医用垃圾袋、锐器盒		
评估	病人病情、年龄、意识状态、自理能力及合作程度等		
	敷料有无潮湿、松动、卷边或污染		
	穿刺部位有无发红、疼痛、肿胀、渗血、渗液、脓性分泌物等		
	导管长度（内置 / 外露）及日期（穿刺 / 更换敷料）		
	导管内有无血液残留等		
	测量置管侧手臂臂围，行置管侧手臂血管超声，评估有无血栓形成		
操作流程	备齐用物，推车至床旁		
	自我介绍		

续表

项目	标准要求	是	否
操作流程	两种以上方式核对病人信息（姓名、床尾卡、腕带等）		
	向病人解释操作目的、方法及配合要点，取得病人配合		
	协助病人大小便，取舒适体位		
	充分暴露置管部位		
	上肢外展与躯干成 45°～90°		
	六步洗手法洗手，戴口罩，戴清洁手套		
	两种以上方式核对病人信息		
	核对医嘱执行单		
	在手臂下方垫治疗巾		
	于穿刺点以上的上臂下放压脉带备用		
	移除输液接头的外固定胶布		
	移除原有敷料		
	180° 反折去除敷料外固定的标识贴和胶布		
	一手固定导管		
	另一手先将敷料以 0° 平拉，然后完全反折 180°		
	顺着导管穿刺方向从导管末端开始，慢慢揭除		
	观察导管内置 / 外露刻度		
	脱手套，六步洗手法洗手		
	两种以上方式核对病人信息		
	准备无菌弯盘，戴无菌手套		
	消毒皮肤及导管		
	一手提起导管，一手持 75% 乙醇溶液长棉签，避开穿刺点由内向外消毒周围皮肤 3 次，消毒范围直径 ≥ 20cm、两侧至臂缘（建议每次消毒方向与上次相反）		
	待自然干燥		
	一手提起导管，一手持 2% 葡萄糖酸氯己定乙醇溶液长棉签，以穿刺点为中心由内向外消毒周围皮肤 3 次，消毒范围直径 ≥ 20cm、两侧至臂缘（建议每次消毒方向与上次相反）		
	待自然干燥		
	脱手套，六步洗手法洗手		
	准备无菌透明敷料及纱布，戴无菌手套		
	沿静脉方向缓慢拔除导管（每次以 2～3cm 为宜），注意观察导管有无破损及断裂		
	拔除导管后，立即用无菌纱布覆盖穿刺点压迫止血		
	用无菌透明敷料无张力粘贴		
	脱手套，六步洗手法洗手		
	两种以上方式核对病人信息		
	核对医嘱执行单		
	协助病人取舒适体位，整理床单位		
	呼叫器放于病人易取处		
	整理物品		
	六步洗手法洗手、摘口罩		
	记录拔管过程是否顺利，导管尖端是否完整，有无堵塞、断裂等		
	致谢病人		
宣教指导	拔管后立即按压穿刺部位直至不出血		
	穿刺点密闭 24h 以上		

续表

项目	标准要求	是	否
宣教指导	保持穿刺点处敷料清洁干燥		
	出现下列异常情况应及时告知医护人员：敷料出现潮湿、松动、卷边或污染等；穿刺部位出现发红、疼痛、肿胀、渗血、渗液、脓性分泌物等		
相关知识	考核 2 项相关知识点		
整体评价	严格执行"三查七对"制度，查对到位		
	以病人为中心，人文关怀贯穿全程，沟通有效，能做到关心病人，确保安全		
	符合无菌操作原则，操作规范、娴熟		

第十三章 输液港维护

输液港（implantable venous access port，PORT）是一种可以完全植入体内的闭合静脉输液装置，包括注射座和导管两部分，注射座置入在皮下，导管尖端位于腔静脉，应用无损伤针经皮插入注射座，形成输液通路。

输液港按规格可分为单腔和双腔；按承受压力可分为普通和耐高压输液港。适用于长期间歇性输液治疗，包括化疗、肠外营养等；耐高压输液港还可用于增强 CT/MRI 注射造影剂。

第一节 输液港维护操作规范

【目的】

1. 保持导管的通畅，预防导管的感染，并观察可能出现的并发症，以利于及时处理。

2. 观察和处理各种并发症。

【准备】

1. 环境准备 处置室清洁、安静，温湿度适宜，光线充足。

2. 人员准备 仪表大方、举止端庄；服装、鞋帽整洁；佩戴胸卡；修剪指甲、洗手。

3. 物品准备 ①治疗车上层：静脉导管维护包（孔巾、治疗巾、剪刀、弯盘、纱布）、0.9%氯化钠注射液、100U/ml 肝素盐水、10ml 及以上注射器 / 一次性专用冲洗装置（内置不含防腐剂的 0.9% 氯化钠溶液）、医用长棉签、75%乙醇溶液（60ml）、2% 葡萄糖酸氯己定乙醇溶液（60ml）、输液接头、无菌透明敷料、无菌手套、胶布、医嘱执行单、输液港护理手册、洗手液（图 13-1）；②治疗车下层：生活垃圾袋、医用垃圾袋、锐器盒（见图 1-2）。

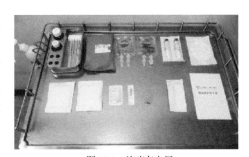

图 13-1 治疗车上层

【操作流程】

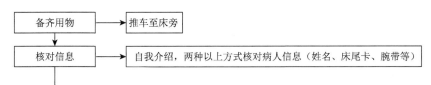

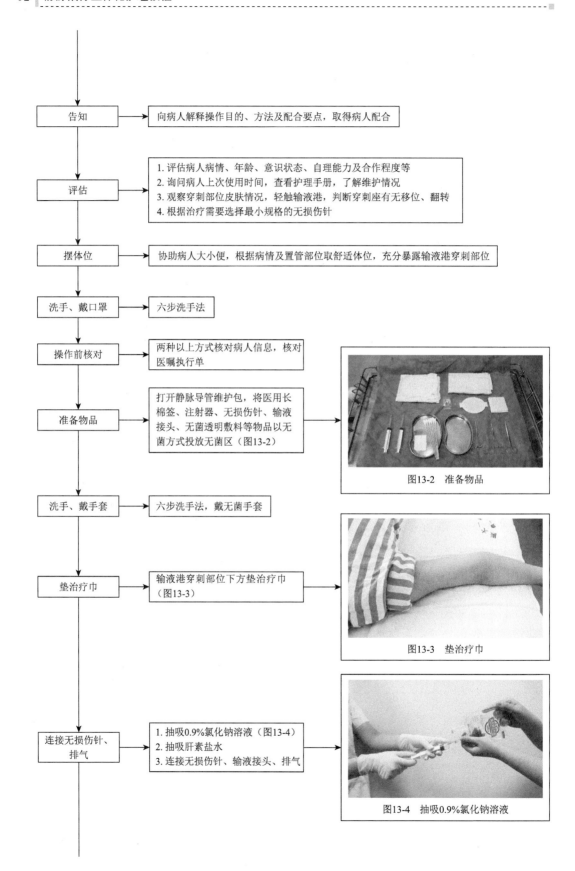

| 告知 | → | 向病人解释操作目的、方法及配合要点，取得病人配合 |

| 评估 | → | 1. 评估病人病情、年龄、意识状态、自理能力及合作程度等
2. 询问病人上次使用时间，查看护理手册，了解维护情况
3. 观察穿刺部位皮肤情况，轻触输液港，判断穿刺座有无移位、翻转
4. 根据治疗需要选择最小规格的无损伤针 |

| 摆体位 | → | 协助病人大小便，根据病情及置管部位取舒适体位，充分暴露输液港穿刺部位 |

| 洗手、戴口罩 | → | 六步洗手法 |

| 操作前核对 | → | 两种以上方式核对病人信息，核对医嘱执行单 |

| 准备物品 | → | 打开静脉导管维护包，将医用长棉签、注射器、无损伤针、输液接头、无菌透明敷料等物品以无菌方式投放无菌区（图13-2） |

图13-2　准备物品

| 洗手、戴手套 | → | 六步洗手法，戴无菌手套 |

| 垫治疗巾 | → | 输液港穿刺部位下方垫治疗巾（图13-3） |

图13-3　垫治疗巾

| 连接无损伤针、排气 | → | 1. 抽吸0.9%氯化钠溶液（图13-4）
2. 抽吸肝素盐水
3. 连接无损伤针、输液接头、排气 |

图13-4　抽吸0.9%氯化钠溶液

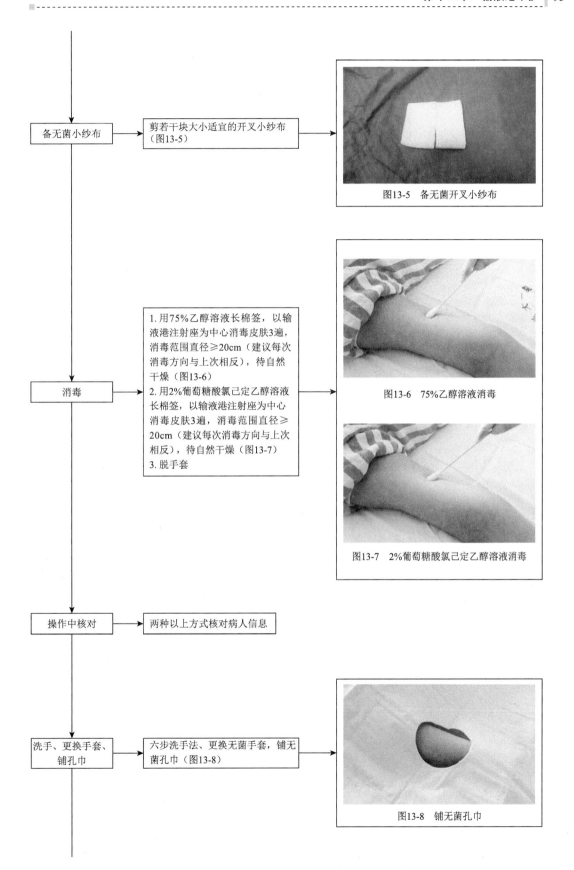

备无菌小纱布 → 剪若干块大小适宜的开叉小纱布（图13-5）

图13-5 备无菌开叉小纱布

消毒 →
1. 用75%乙醇溶液长棉签，以输液港注射座为中心消毒皮肤3遍，消毒范围直径≥20cm（建议每次消毒方向与上次相反），待自然干燥（图13-6）
2. 用2%葡萄糖酸氯己定乙醇溶液长棉签，以输液港注射座为中心消毒皮肤3遍，消毒范围直径≥20cm（建议每次消毒方向与上次相反），待自然干燥（图13-7）
3. 脱手套

图13-6 75%乙醇溶液消毒

图13-7 2%葡萄糖酸氯己定乙醇溶液消毒

操作中核对 → 两种以上方式核对病人信息

洗手、更换手套、铺孔巾 → 六步洗手法、更换无菌手套，铺无菌孔巾（图13-8）

图13-8 铺无菌孔巾

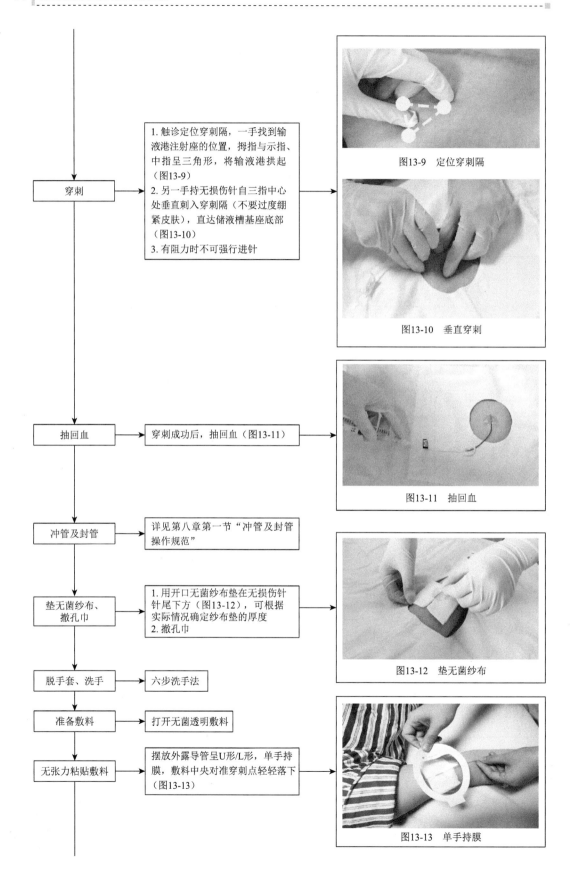

穿刺 → 1. 触诊定位穿刺隔，一手找到输液港注射座的位置，拇指与示指、中指呈三角形，将输液港拱起（图13-9）
2. 另一手持无损伤针自三指中心处垂直刺入穿刺隔（不要过度绷紧皮肤），直达储液槽基座底部（图13-10）
3. 有阻力时不可强行进针

图13-9　定位穿刺隔

图13-10　垂直穿刺

抽回血 → 穿刺成功后，抽回血（图13-11）

图13-11　抽回血

冲管及封管 → 详见第八章第一节"冲管及封管操作规范"

垫无菌纱布、撤孔巾 → 1. 用开口无菌纱布垫在无损伤针针尾下方（图13-12），可根据实际情况确定纱布垫的厚度
2. 撤孔巾

图13-12　垫无菌纱布

脱手套、洗手 → 六步洗手法

准备敷料 → 打开无菌透明敷料

无张力粘贴敷料 → 摆放外露导管呈U形/L形，单手持膜，敷料中央对准穿刺点轻轻落下（图13-13）

图13-13　单手持膜

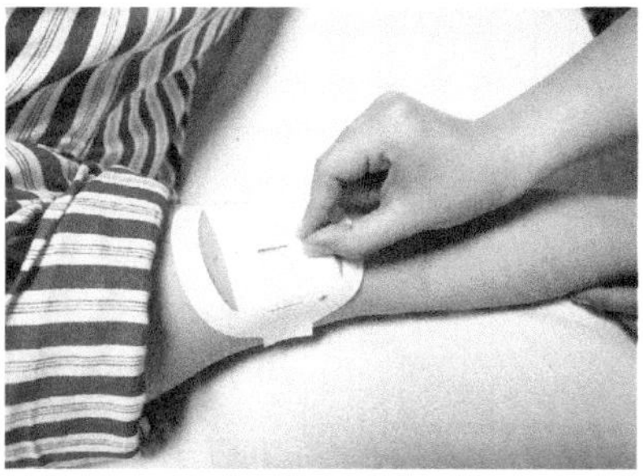

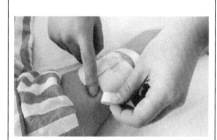

图13-14　捏起无损伤针凸起部位

固定导管

1.捏起：捏起无损伤针凸起部位，使其与敷料完全贴合，排出敷料下空气（图13-14）
2.抚平：抚压整块敷料（图13-15）
3.按压：边撕边框边按压（图13-16）
4.固定：用已裁剪好的胶布（裁剪方法见图1-21），第一条粘贴于贴膜与皮肤交界处（以胶布Y形开口朝向尾管方向为宜），捏起凸起，塑形并以高举平台法固定（图13-17）；第二条胶布与第一条胶布同法反向叠加固定，粘贴于延长管下方，形成锁合（图13-18）

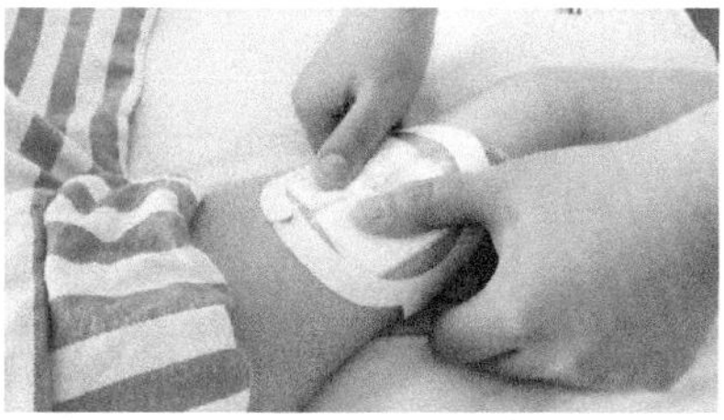

图13-15　抚平敷料

图13-16　边撕边框边按压

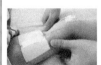

图13-17　粘贴第一条胶布

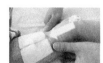

图13-18　粘贴第二条胶布

粘贴标识贴

在标识贴上记录穿刺日期、操作者姓名，将标识贴贴于锁合露口处，形成闭合（图13-19）

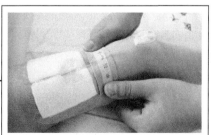

图13-19　粘贴标识贴

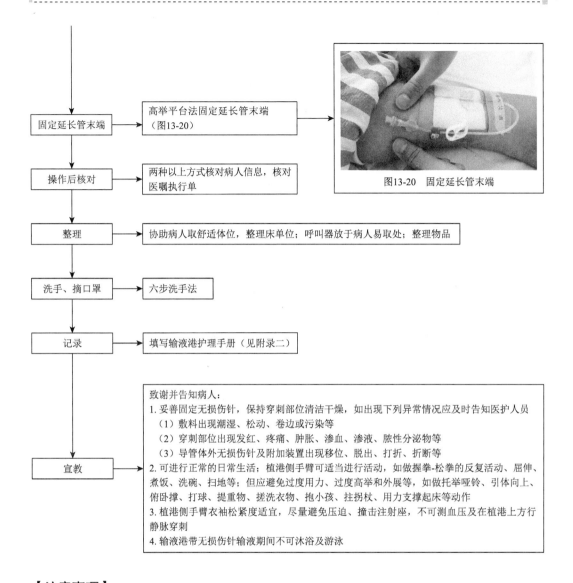

图13-20　固定延长管末端

| 固定延长管末端 | → | 高举平台法固定延长管末端（图13-20） |

| 操作后核对 | → | 两种以上方式核对病人信息，核对医嘱执行单 |

| 整理 | → | 协助病人取舒适体位，整理床单位；呼叫器放于病人易取处；整理物品 |

| 洗手、摘口罩 | → | 六步洗手法 |

| 记录 | → | 填写输液港护理手册（见附录二） |

宣教 →

致谢并告知病人：
1. 妥善固定无损伤针，保持穿刺部位清洁干燥，如出现下列异常情况应及时告知医护人员
 （1）敷料出现潮湿、松动、卷边或污染等
 （2）穿刺部位出现发红、疼痛、肿胀、渗血、渗液、脓性分泌物等
 （3）导管体外无损伤针及附加装置出现移位、脱出、打折、折断等
2. 可进行正常的日常生活：植港侧手臂可适当进行活动，如做握拳-松拳的反复活动、屈伸、煮饭、洗碗、扫地等；但应避免过度用力、过度高举和外展等，如做托举哑铃、引体向上、俯卧撑、打球、提重物、搓洗衣物、抱小孩、拄拐杖、用力支撑起床等动作
3. 植港侧手臂衣袖松紧度适宜，尽量避免压迫、撞击注射座，不可测血压及在植港上方行静脉穿刺
4. 输液港带无损伤针输液期间不可沐浴及游泳

【注意事项】

1. 输液港的维护应由经过专业知识和技能培训的医护人员进行。

2. 抽吸无回血时，应立即停止输液治疗，寻找原因，必要时行胸部 X 线检查，确认输液港的位置。

3. 不应在连接有植入式输液港的一侧肢体上进行血流动力学监测和静脉穿刺。

4. 输注血液及血液制品、脂肪乳等高黏性药物后应立即用 0.9% 氯化钠溶液 20ml 脉冲式冲管，不可用重力式冲管；禁止使用小于 10ml 的注射器冲管，以免压强过大而损伤导管、瓣膜或导管与注射座连接处。

5. 维护时宜使用专用护理包

（1）持续输液时无损伤针及无菌透明敷料应至少每 7 天更换 1 次。

（2）治疗间歇期应至少每 4 周维护一次。

6. 非耐高压型输液港和非耐高压的无损伤针，不能用于 CT 或磁共振等高压注射造影剂的检查。

第二节 输液港维护评分标准

项目	标准要求	是	否
环境准备	处置室清洁、安静，温湿度适宜，光线充足		
人员准备	仪表大方、举止端庄		
	服装、鞋帽整洁，佩戴胸卡		
	修剪指甲、洗手		
物品准备	治疗车上层：静脉导管维护包（孔巾、治疗巾、剪刀、弯盘、纱布）、0.9% 氯化钠注射液、100U/ml 肝素盐水、10ml 及以上注射器/一次性专用冲洗装置（内置不含防腐剂的 0.9% 氯化钠溶液）、医用长棉签、75% 乙醇溶液（60ml）、2% 葡萄糖酸氯己定乙醇溶液（60ml）、输液接头、无菌透明敷料、无菌手套、胶布、医嘱执行单、输液港护理手册、洗手液		
	治疗车下层：生活垃圾袋、医用垃圾袋、锐器盒		
评估	病人病情、年龄、意识状态、自理能力及合作程度等		
	询问病人上次使用时间，查看护理手册，了解维护情况		
	穿刺部位皮肤情况，轻触输液港，判断穿刺座有无移位、翻转		
	根据治疗需要选择最小规格的无损伤针		
操作流程	备齐用物，推车至床旁		
	自我介绍		
	两种以上方式核对病人信息（姓名、床尾卡、腕带等）		
	告知病人操作目的、方法及配合要点，取得病人配合		
	协助病人大小便		
	根据病情及置管部位取舒适体位，充分暴露输液港穿刺部位		
	六步洗手法洗手，戴口罩		
	两种以上方式核对病人信息		
	核对医嘱执行单		
	打开静脉导管维护包，将医用长棉签、注射器、无损伤针、输液接头、无菌透明敷料等物品以无菌方式投放无菌区		
	六步洗手法洗手、戴无菌手套		
	输液港穿刺部位下方垫治疗巾		
	连接无损伤针、排气		
	抽吸 0.9% 氯化钠溶液		
	抽吸肝素盐水		
	连接无损伤针、输液接头，排气		
	剪若干块大小适宜的开叉小纱布		
	消毒		
	用 75% 乙醇溶液长棉签，以输液港注射座为中心消毒皮肤 3 遍，消毒范围直径≥20cm（建议每次消毒方向与上次相反）		
	待自然干燥		
	用 2% 葡萄糖酸氯己定乙醇溶液长棉签，以输液港注射座为中心消毒皮肤 3 遍，消毒范围直径≥20cm（建议每次消毒方向与上次相反）		
	待自然干燥		
	脱手套		
	两种以上方式核对病人信息		
	六步洗手法洗手、更换无菌手套		
	铺无菌孔巾		
	穿刺		
	触诊定位穿刺隔，一手找到输液港注射座的位置，拇指与示指、中指呈三角形，将输液港拱起		

项目	标准要求	是	否
操作流程	另一手持无损伤针自三指中心处垂直刺入穿刺隔（不要过度绷紧皮肤），直达储液槽基座底部，有阻力时不可强行进针		
	穿刺成功后，抽回血		
	冲管及封管		
	用开口无菌纱布垫在无损伤针针尾下方，可根据实际情况确定纱布垫的厚度		
	撤孔巾		
	脱手套，六步洗手法洗手		
	打开无菌透明敷料		
	无张力粘贴敷料		
	摆放外露导管呈 U 形 /L 形		
	单手持膜，敷料中央对准穿刺点轻轻落下		
	固定导管		
	捏起：捏起无损伤针凸起部位，使其与无菌敷料完全贴合，排出敷料下空气		
	抚平：抚压整块敷料		
	按压：边撕边框边按压		
	固定：用已裁剪好的胶布，第一条粘贴于贴膜与皮肤交界处（以胶布 Y 形开口朝向尾管方向为宜），捏起凸起，塑形并以高举平台法固定；第二条胶布与第一条胶布同法反向叠加固定，粘贴于延长管下方，形成锁合		
	在标识贴上记录穿刺日期、操作者姓名		
	将标识贴贴于锁合露口处，形成闭合		
	高举平台法固定延长管末端		
	两种以上方法核对病人信息		
	核对医嘱执行单		
	协助病人取舒适体位，整理床单位		
	呼叫器放于病人易取处		
	整理物品		
	六步洗手法洗手、摘口罩		
	填写输液港护理手册		
	致谢病人		
宣教指导	妥善固定无损伤针，保持穿刺部位清洁干燥		
	如出现下列异常情况应及时告知医护人员：敷料出现潮湿、松动、卷边或污染等；穿刺部位出现发红、疼痛、肿胀、渗血、渗液、脓性分泌物等；导管体外无损伤针及附加装置出现移位、脱出、打折、折断等		
	可进行正常的日常生活；植港侧手臂可适当进行活动，如做握拳 - 松拳的反复活动、屈伸、煮饭、洗碗、扫地等；但应避免过度用力、过度高举和外展等，如做托举哑铃、引体向上、俯卧撑、打球、提重物、搓洗衣物、抱小孩、拄拐杖、用力支撑起床等动作		
	植港侧手臂衣袖松紧度适宜，尽量避免压迫、撞击注射座，不可测血压及在植港上方行静脉穿刺		
	输液港带无损伤针输液期间不可沐浴及游泳		
相关知识	考核 2 项相关知识点		
整体评价	严格执行"三查七对"制度，查对到位		
	以病人为中心，人文关怀贯穿全程，沟通有效，能做到关心病人，确保安全		
	符合无菌操作原则，操作规范、娴熟，穿刺成功		

第十四章　输液港无损伤针拔除

第一节　输液港无损伤针拔除操作规范

【目的】

　　1. 无损伤针输液治疗已达 7 天。

　　2. 输液港无损伤针完成了治疗需要。

【准备】

　　1.环境准备　处置室清洁、安静，温湿度适宜，光线充足。

　　2.人员准备　仪表大方、举止端庄；服装、鞋帽整洁；佩戴胸卡；修剪指甲、洗手。

　　3. 物品准备　①治疗车上层：静脉导管维护包（孔巾、治疗巾、剪刀、弯盘、纱布）、0.9% 氯化钠注射液、100U/ml 肝素盐水、医用长棉签、75% 乙醇溶液（60ml）、2% 葡萄糖酸氯己定乙醇溶液（60ml）、无菌手套、10ml 及以上注射器 / 一次性专用冲洗装置（内置不含防腐剂的 0.9% 氯化钠溶液）、无菌透明敷料、治疗巾、酒精棉片、小纱布、医嘱执行单、输液港护理手册、洗手液（图 14-1）；②治疗车下层：生活垃圾袋、医用垃圾袋、锐器盒（见图 1-2）。

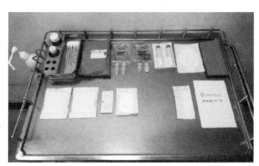

图 14-1　治疗车上层

【操作流程】

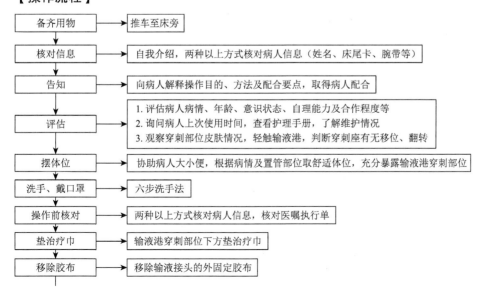

备齐用物	推车至床旁
核对信息	自我介绍，两种以上方式核对病人信息（姓名、床尾卡、腕带等）
告知	向病人解释操作目的、方法及配合要点，取得病人配合
评估	1. 评估病人病情、年龄、意识状态、自理能力及合作程度等 2. 询问病人上次使用时间，查看护理手册，了解维护情况 3. 观察穿刺部位皮肤情况，轻触输液港，判断穿刺座有无移位、翻转
摆体位	协助病人大小便，根据病情及置管部位取舒适体位，充分暴露输液港穿刺部位
洗手、戴口罩	六步洗手法
操作前核对	两种以上方式核对病人信息，核对医嘱执行单
垫治疗巾	输液港穿刺部位下方垫治疗巾
移除胶布	移除输液接头的外固定胶布

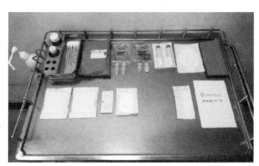
输液港无损伤针拔除操作规范

```
洗手、戴手套 ──→ 六步洗手法，戴无菌手套

消毒输液接头 ──→ 1.撕开酒精棉片的外包装，呈
                "口"状备用
              2.手持酒精棉片外包装，用酒精棉
                片用力多方位擦拭输液接头的横切
                面及外围5～15s，待自然干燥

连接注射器、 ──→ 1.抽吸0.9%氯化钠溶液
抽回血          2.抽吸肝素盐水
              3.0.9%氯化钠溶液注射器连接输液
                接头、抽回血（图14-2）

冲管及封管 ──→ 详见第八章第一节"冲管及封管
              操作规范"

移除原有敷料 ──→ 1.180°反折去除敷料外固定的标识
                贴（图14-3）和胶布（图14-4）
              2.一手固定无损伤针延长管，另一
                手先将敷料以0°平拉（图14-5），
                然后完全反折180°，从延长管末端
                开始，慢慢揭除（图14-6）
```

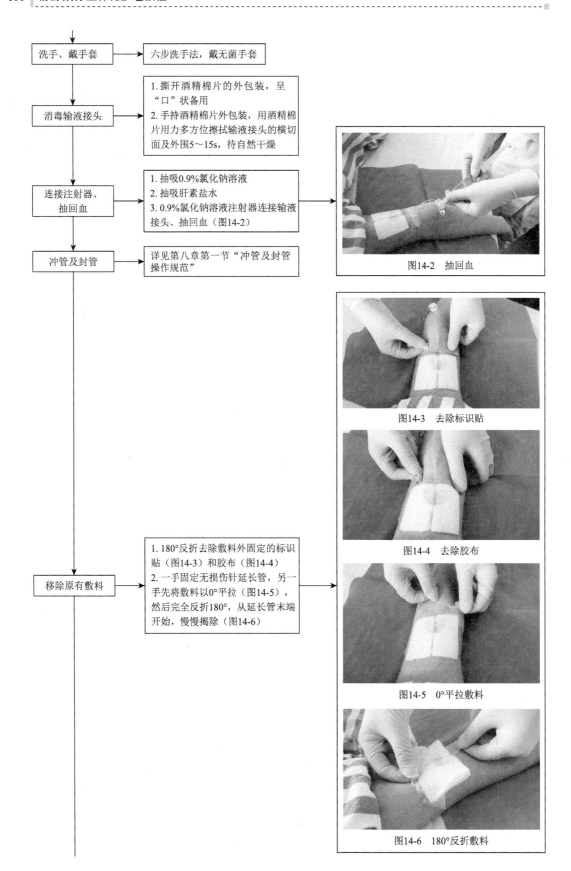

图14-2　抽回血

图14-3　去除标识贴

图14-4　去除胶布

图14-5　0°平拉敷料

图14-6　180°反折敷料

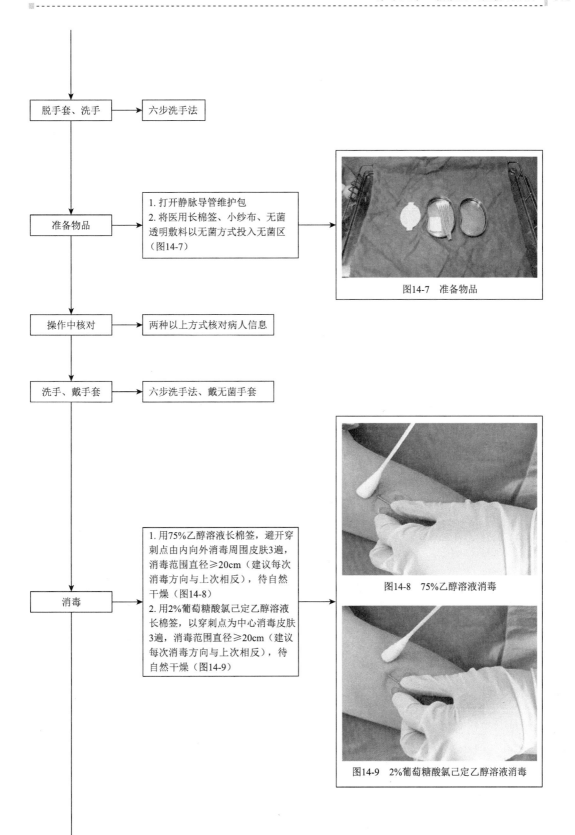

脱手套、洗手 → 六步洗手法

准备物品 → 1. 打开静脉导管维护包
2. 将医用长棉签、小纱布、无菌透明敷料以无菌方式投入无菌区（图14-7）

图14-7　准备物品

操作中核对 → 两种以上方式核对病人信息

洗手、戴手套 → 六步洗手法、戴无菌手套

消毒 → 1. 用75%乙醇溶液长棉签，避开穿刺点由内向外消毒周围皮肤3遍，消毒范围直径≥20cm（建议每次消毒方向与上次相反），待自然干燥（图14-8）
2. 用2%葡萄糖酸氯己定乙醇溶液长棉签，以穿刺点为中心消毒皮肤3遍，消毒范围直径≥20cm（建议每次消毒方向与上次相反），待自然干燥（图14-9）

图14-8　75%乙醇溶液消毒

图14-9　2%葡萄糖酸氯己定乙醇溶液消毒

拔针 → 1. 一手示指和拇指固定输液港注射座，另一手持无损伤针针翼垂直拔出无损伤针（图14-10）
2. 检查无损伤针是否完整（图14-11）

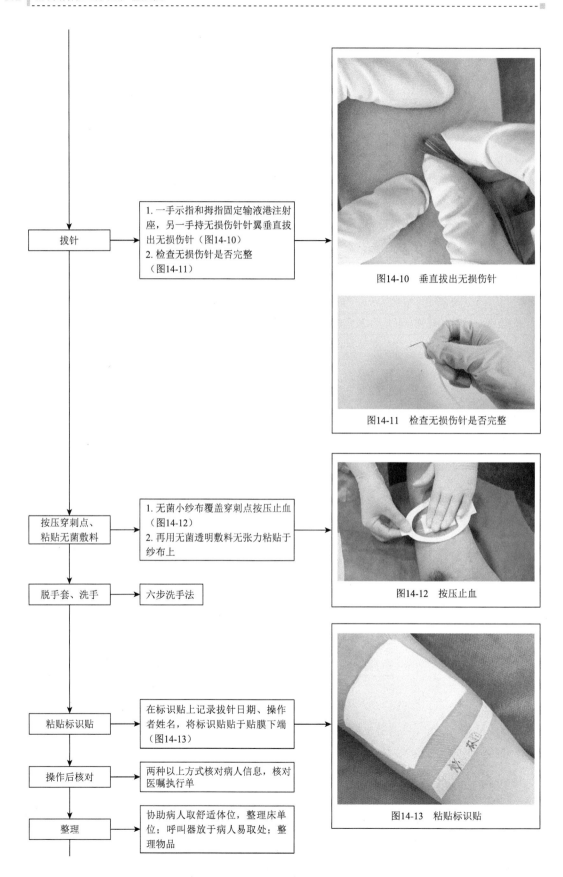

图14-10 垂直拔出无损伤针

图14-11 检查无损伤针是否完整

按压穿刺点、粘贴无菌敷料 → 1. 无菌小纱布覆盖穿刺点按压止血（图14-12）
2. 再用无菌透明敷料无张力粘贴于纱布上

图14-12 按压止血

脱手套、洗手 → 六步洗手法

粘贴标识贴 → 在标识贴上记录拔针日期、操作者姓名，将标识贴贴于贴膜下端（图14-13）

操作后核对 → 两种以上方式核对病人信息，核对医嘱执行单

整理 → 协助病人取舒适体位，整理床单位；呼叫器放于病人易取处；整理物品

图14-13 粘贴标识贴

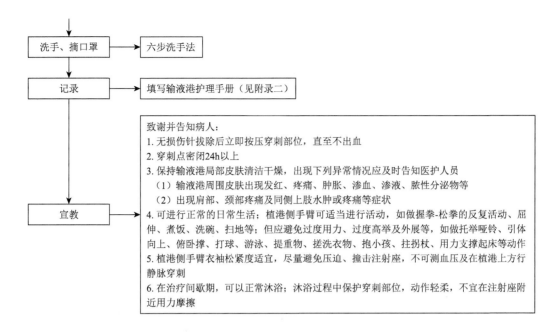

【注意事项】

1. 输液港无损伤针的拔除应由经过专业知识和技能培训的医护人员进行。

2. 无损伤针拔除后，应保持穿刺点密闭 24h 以上。

第二节　输液港无损伤针拔除评分标准

项目	标准要求	是	否
环境准备	处置室清洁、安静，温湿度适宜，光线充足		
人员准备	仪表大方、举止端庄		
	服装、鞋帽整洁，佩戴胸卡		
	修剪指甲、洗手		
物品准备	治疗车上层：静脉导管维护包（孔巾、治疗巾、剪刀、弯盘、纱布）、0.9% 氯化钠注射液、100U/ml 肝素盐水、医用长棉签、75% 乙醇溶液（60ml）、2% 葡萄糖酸氯己定乙醇溶液（60ml）、无菌手套、10ml 及以上注射器 / 一次性专用冲洗装置（内置不含防腐剂的 0.9% 氯化钠溶液）、无菌透明敷料、治疗巾、酒精棉片、小纱布、医嘱执行单、输液港护理手册、洗手液		
	治疗车下层：生活垃圾袋、医用垃圾袋、锐器盒		
评估	病人病情、年龄、意识状态、自理能力及合作程度等		
	询问病人上次使用时间，查看护理手册，了解维护情况		
	穿刺部位皮肤情况，轻触输液港，判断穿刺座有无移位、翻转		
操作流程	备齐用物，推车至床旁		
	自我介绍		
	两种以上方式核对病人信息（姓名、床尾卡、腕带等）		
	告知病人操作目的、方法及配合要点，取得病人配合		
	协助病人大小便		
	根据病情及置管部位取舒适体位，充分暴露输液港穿刺部位		
	六步洗手法洗手，戴口罩		
	两种以上方法核对病人信息		
	核对医嘱执行单		

项目	标准要求	是	否
操作流程	输液港穿刺部位下方垫治疗巾		
	移除输液接头的外固定胶布		
	六步洗手法洗手、戴无菌手套		
	消毒输液接头		
	撕开酒精棉片的外包装，呈"口"状备用		
	手持酒精棉片外包装，用酒精棉片用力多方位擦拭输液接头的横切面及外围 5～15s		
	待自然干燥		
	连接注射器，抽回血		
	抽吸 0.9% 氯化钠溶液		
	抽吸肝素盐水		
	0.9% 氯化钠溶液注射器连接输液接头、抽回血		
	冲管及封管		
	移除原有敷料		
	180° 反折去除敷料外固定的标识贴和胶布		
	一手固定无损伤针延长管		
	另一手先将敷料以 0° 平拉，然后完全反折 180°，从延长管末端开始，慢慢揭除		
	脱手套，六步洗手法洗手		
	准备物品		
	打开静脉导管维护包		
	将医用长棉签、小纱布、无菌透明敷料以无菌方式投入无菌区		
	两种以上方式核对病人信息		
	六步洗手法洗手，戴无菌手套		
	消毒		
	用 75% 乙醇溶液长棉签，避开穿刺点由内向外消毒周围皮肤 3 遍，消毒范围直径≥20cm（建议每次消毒方向与上次相反）		
	待自然干燥		
	用 2% 葡萄糖酸氯己定乙醇溶液长棉签，以穿刺点为中心消毒皮肤 3 遍，消毒范围直径≥20cm（建议每次消毒方向与上次相反）		
	待自然干燥		
	拔针		
	一手示指和拇指固定输液港注射座		
	另一手持无损伤针针翼垂直拔出无损伤针		
	检查无损伤针是否完整		
	按压穿刺点、粘贴无菌敷料		
	无菌小纱布覆盖穿刺点按压止血		
	用无菌透明敷料无张力粘贴于纱布上		
	脱手套，六步洗手法洗手		
	在标识贴上记录拔针日期、操作者姓名		
	将标识贴贴于贴膜下端		
	两种以上方式核对病人信息		
	核对医嘱执行单		
	协助病人取舒适体位，整理床单位		
	呼叫器放于病人易取处		
	整理物品		
	六步洗手法洗手、摘口罩		

续表

项目	标准要求	是	否
操作流程	填写输液港护理手册		
	致谢病人		
宣教指导	无损伤针拔除后立即按压穿刺部位，直至不出血		
	穿刺点密闭 24h 以上		
	保持输液港局部皮肤清洁干燥		
	出现下列异常情况应及时告知医护人员：输液港周围皮肤出现发红、疼痛、肿胀、渗血、渗液、脓性分泌物等；出现肩部、颈部疼痛及同侧上肢水肿或疼痛等症状		
	可进行正常的日常生活；植港侧手臂可适当进行活动，如做握拳 - 松拳的反复活动、屈伸、煮饭、洗碗、扫地等；但应避免过度用力、过度高举及外展等，如做托举哑铃、引体向上、俯卧撑、打球、游泳、提重物、搓洗衣物、抱小孩、拄拐杖、用力支撑起床等动作		
	植港侧手臂衣袖松紧度适宜，尽量避免压迫、撞击注射座，不可测血压及在植港上方行静脉穿刺		
	在治疗间歇期，可以正常沐浴；沐浴过程中保护穿刺部位，动作轻柔，不宜在注射座附近用力摩擦		
相关知识	考核 2 项相关知识点		
	严格执行"三查七对"制度，查对到位		
整体评价	以病人为中心，人文关怀贯穿全程，沟通有效，能做到关心病人，确保安全		
	符合无菌操作原则，操作规范、娴熟		

第十五章　静脉输液治疗相关并发症

静脉治疗是临床用于治疗疾病、纠正人体水电解质及酸碱平衡失调、恢复内环境稳定状态的重要手段之一，但是静脉治疗中也会存在一定的风险。因此，准确掌握静脉治疗相关并发症的定义、临床表现、发生原因等，对其进行充分的护理评估，做好事先的预防并及时对症处理是确保治疗顺利进行的关键。

第一节　静　脉　炎

静脉炎是指由于各种原因引起局部静脉损伤，致使局部静脉发生的炎症反应。静脉炎的发生会延长病人住院天数，延缓疾病的治疗时间，增加医疗费用支出，加重病人的痛苦。

一、评估

（一）临床表现

沿静脉走向出现条索状红线，局部组织发红、肿胀、灼热、疼痛，可伴有畏寒、发热等全身症状。

（二）临床分型

静脉炎的临床分型：化学性静脉炎、机械性静脉炎、细菌性静脉炎、血栓性静脉炎、输液后静脉炎。

（三）临床分级

静脉炎的临床分级及评分见表 15-1、表 15-2。

表 15-1　静脉炎的临床分级

等级	临床标准
0	没有症状
1	穿刺部位发红，伴有或不伴有疼痛
2	穿刺部位疼痛，伴有发红和（或）水肿
3	·穿刺部位疼痛，伴有发红 ·条索状物形成 ·可触摸到条索状的静脉
4	·穿刺部位疼痛，伴有发红 ·条索状物形成 ·可触摸到条索状的静脉，其长度＞1 英寸（2.54cm） ·脓液流出

表 15-2　视觉化的静脉炎等级评分表

评分	观察
0	静脉穿刺部位正常
1	静脉输液部位轻微疼痛或静脉输液部位周围轻微发红
2	出现以下三种症状： ·静脉输液部位疼痛 ·红斑 ·肿胀
3	出现下列所有症状且均是明显的： ·沿着血管通路出现疼痛 ·硬化
4	出现以下所有症状且范围较大： ·沿着血管通路出现疼痛 ·红斑 ·硬化 ·可触及条索状的静脉
5	出现以下所有症状且范围较大： ·沿着血管通路出现疼痛 ·红斑 ·硬化 ·可触及条索状的静脉 ·发热

（四）危险因素

除与病人相关的因素如感染、免疫缺陷、糖尿病、下肢置入导管、年龄 ≥ 60 岁等有关外，还包括如下因素。

1. 化学性因素　输注液体药物中葡萄糖含量大于 10%；液体渗透压高于 900mOsm/L；输注液体药物中的颗粒物质过大；穿刺血管选择不当，血管直径过细；置管前消毒液未完全待干可导致消毒剂在穿刺置管时进入血管。

2. 机械性因素　留置导管材质过硬、管径较血管而言过大；导管置入时造成损伤；未妥善固定或采用不正确的固定方式等。

3. 细菌性因素　未经严格的无菌操作或紧急情况下置入血管通路装置。

4. 输液后静脉炎　虽然不常见，但可以因为上述任一原因出现在导管拔除后48h内。

二、预防措施

1. 严格遵循无菌技术操作原则及手卫生规范。

2. 根据所用药物的溶剂或溶质的类型、pH、渗透压、浓度、剂量、给药速度等，选择适当的输注途径和静脉治疗工具。

（1）评估穿刺部位皮肤情况及血管条件，在保证治疗需要的前提下，尽量选择最小型号的导管。

（2）根据药液的性质，合理使用附加装置，选择带有精密过滤装置的输液器。

（3）使用硅胶、聚氨酯类生物材料导管置入。

（4）外周静脉留置针宜用于短期静脉输液治疗，不宜用于腐蚀性药物等持续性静脉输注；注射和置管时推荐以前臂静脉作为首选；避免在同一条血管的相同部位反复穿刺；有计划地更换输液部位，以保护血管。

（5）PICC置入推荐采用超声引导下结合改良塞尔丁格技术，优先选用肘上贵要静脉。

3. 避免在下肢进行输液和置管；对于乳腺肿瘤手术、偏瘫等病人应选择在健侧肢体输注液体或药物。

4. 进行穿刺前待消毒液完全干后再置入导管。

5. 每次进行输液前及在输注过程中，要对穿刺部位和肢体进行评估，根据静脉炎的临床分级，及时准确地识别静脉炎的征象，包括导管拔除后48h内，以便及时发现输液后静脉炎的发生。

三、处理措施

1. 应拔除PVC，可暂时保留PICC；及时通知医师，给予对症处理。

2. 将患肢抬高、制动，避免受压；必要时，应停止在患肢静脉输液。

3. 减少活动，不可揉搓带管的手臂，避免肘关节活动，适当增加手指的运动。

4. 可遵医嘱参考如下方法给予局部用药，①50%硫酸镁湿敷。②地塞米松软膏、多磺酸黏多糖乳膏（喜辽妥）、医用液体敷料等外涂。③如意金黄散等具有清热解毒、活血化瘀、消肿镇痛的中草药外敷。④水胶体敷料、水凝胶敷料等各种类型的湿性敷料外贴。

5. 置管部位如出现脓性分泌物，应取分泌物进行细菌培养。

6. 应观察局部及全身情况的变化并记录。

第二节　导管相关性静脉血栓形成

导管相关性静脉血栓形成是指置管后，由于穿刺或导管直接损伤血管内膜及病人自身状态等因素，导管所在的血管内壁及导管附壁形成血凝块的过程。血栓栓子一旦发生脱落，可能会直接导致肺栓塞，严重者甚至引发死亡。

一、评估

（一）临床表现

1. 临床症状和体征　导管相关性静脉血栓没有明显的临床症状和体征，与静脉血流相关的临床症状和体征主要表现如下。

（1）肢体末端、肩膀、颈部或胸部疼痛。

（2）肢体末端、肩膀、颈部或胸部水肿。

（3）肢体末端红斑。

（4）肢体末端、肩膀、颈部或胸壁上的外周静脉怒张。

（5）颈部或肢端运动困难。

2. 血管多普勒超声检查　管腔内可见血栓回声；完全阻塞时病变段内不显示血流信号，部分阻塞时波形无起伏；探头加压时管腔不变形。

3. 静脉造影是深静脉血栓诊断的"金标准"。

（二）危险因素

1. 具有深静脉血栓形成、手术及外伤病史的病人。

2. 存在肿瘤、糖尿病、终末期肾衰竭等导致高凝状态的慢性疾病者。

3. 危重症病人。

4. 怀孕或口服避孕药者。

5. 低龄儿童和老年人。

6. 有多次置入静脉导管通路装置病史者，特别是置入困难或损伤性置入，或存在其他血管内置入装置。

二、预防措施

1. 置管前全面评估病人病情、血栓史、治疗方案等，合理选择输液工具及穿刺部位。

（1）在保证治疗需求时，应选择管径最细、长度最短、管腔最少的导管。

（2）对糖尿病、老年、瘫痪、肿瘤等具有血栓高危因素的病人，应选择适宜的输注途径。

（3）避免在下肢进行输液和置管；对于乳腺肿瘤手术、偏瘫等病人应选择在健侧肢体输注液体或药物。

（4）对水肿等特殊病人进行置管前应充分评估病人肢体，必要时测量臂围。

（5）中心静脉导管尖端的位置宜在上腔静脉的下1/3，或上腔静脉与右心房的交界处。

2. 经外周置入中心静脉导管的注意事项有以下几点。

（1）建议在超声引导下由肘关节以上部位置入，以右上肢贵要静脉作为置入的首选部位，其他可选择的静脉包括肘正中静脉和头静脉等。

（2）置入后指导病人置管侧肢体适当进行活动，如松拳、屈伸、煮饭、洗碗、扫地等；但应避免过度用力、过度高举及外展等，如做托举哑铃、引体向上、俯卧撑、提重物、搓洗衣物、抱小孩、拄拐杖、用力支撑起床等动作；补充足够的水分。

（3）置管侧手臂衣袖松紧度适宜，避免长时间压迫，如测血压等。

3. 避免反复穿刺，以免对血管产生机械性刺激，致使血管内膜损伤和增生。

4. 给药前后宜用不含防腐剂的 0.9% 氯化钠溶液脉冲式冲洗导管；输液完毕应用导管容积加延长管容积 2 倍的封管液正压封管。

三、处理措施

1. 可疑导管相关性静脉血栓形成时，应抬高患肢并制动，不应热敷、按摩、压迫，立即通知医师对症处理并记录。

2. 确诊为导管相关性静脉血栓形成时，予以对症治疗。

（1）可遵医嘱予以抗凝、溶栓、祛聚等治疗。

（2）抬高并制动患侧肢体，急性期（7～14 天）减少活动。

（3）禁止在患侧肢体进行静脉输注、按摩、热敷、压迫（如测量血压）等一切操作。

（4）应观察置管侧肢体、肩部、颈部及胸部肿胀、疼痛情况，皮肤温度及颜色的变化，出血倾向及功能活动状况。

（5）每日测量双侧肢体同一部位的臂围，对比观察患侧肢体消肿的情况。

（6）如病人出现突然咳嗽、胸闷、胸痛、呼吸困难甚至发绀等肺栓塞症状，应立即通知医生配合抢救。

第三节　导管堵塞

导管堵塞是留置导管最常见也是发生率较高的非感染性并发症，是指血管内置导管部分或完全堵塞，致使液体或药液的输注受阻或受限，包括血栓性导管堵塞、非血栓性（机械性）导管堵塞。

一、评估

（一）临床表现

1. 输液速度减慢或停止。

2. 抽吸无回血或血液回流缓慢。

3. 冲管受阻或无法通过中心血管通路装置。

4. 排除各种机械性原因后，电子输液装置多次发出堵塞报警。

（二）危险因素

1. 血栓性导管堵塞

（1）未采用脉冲方式冲洗导管或正压封管。

（2）血管通路装置留置时间长，导管末端对血管内膜机械性摩擦引起损伤，形成导管周围微血栓或在导管末端形成纤维蛋白鞘堵塞导管。

（3）胸腔内压力增高、手臂剧烈活动、提重物等导致血液反流入导管内。

2. 非血栓性（机械性）导管堵塞

（1）导管位置不当/导管发生移位，如导管打折或受压致使血液反流后凝固等。

（2）输注两种有配伍禁忌的药物之间未充分冲管，导致管腔内药物结晶沉积。

（3）肠外营养的脂类聚集等所致的脂质残留。

二、预防措施

（一）血栓性导管堵塞

1. 脉冲式冲管，并根据无针输液接头的类型（即正压、负压、平衡压），按正确的顺序夹闭导管、断开冲洗装置/注射器、正压封管，防止血液回流。

2. 留置导管的肢体尽可能避免下垂，防止血液回流。

（二）非血栓性（机械性）导管堵塞

1. 正确固定导管，避免导管打折、扭曲、受压、移动或滑出等。

2. 在穿刺置管时尽量减少对血管内膜的损伤。

3. 应用无针接头进行输液连接，避免因针头反复穿刺导致胶皮碎屑脱落。

4. 使用带有过滤器的输液装置，防止大颗粒分子进入管腔。

5. 减少药物联合输注，注意药物配伍禁忌，建议在两次输液之间使用不含防腐剂的0.9% 氯化钠溶液充分冲管，如①酸性药物（如万古霉素）与肠外营养液之间；②碱性药物（如苯妥英钠、地西泮、更昔洛韦、阿昔洛韦、亚胺培南）与肝素之间；③头孢曲松钠与葡萄糖酸钙之间；④肠外营养中钙和磷水平较高的矿物质沉淀。

三、处理措施

1. 导管发生堵塞时，检查输液系统，如导管有无打折、扭曲、受压等外部机械性原因引发的输液装置故障。

2. 静脉导管堵塞时，应分析堵塞原因，不应强行推注 0.9% 氯化钠溶液，以免血凝块或药物结晶进入血液循环造成栓塞。

3. 确认导管堵塞时，PVC 应立即拔除，PICC、CVC、PORT 应遵医嘱及时处理并记录。

第四节　药物渗出 / 外渗

药物渗出是指静脉输液过程中，非腐蚀性药液进入静脉管腔以外的周围组织。药物外渗是指静脉输液过程中，腐蚀性药液进入静脉管腔以外的周围组织。

一、评估

（一）临床表现

1. 穿刺部位及周围疼痛、灼热、肿胀、颜色改变（发红、发白等）、水疱形成，严重者皮肤呈暗紫色，局部变硬，甚至恶化溃疡、组织坏死。

2. 穿刺部位、皮下隧道及输液港储液槽有液体渗漏。

（二）临床分级

药物渗出 / 外渗的分级及临床表现见表 15-3。

表 15-3　药物渗出 / 外渗的分级及临床表现

分级	临床表现
0	没有症状
1	皮肤发白，水肿范围的最大处直径＜ 2.5cm，皮肤发凉，伴有（无）疼痛
2	皮肤发白，水肿范围的最大处直径为 2.5 ～ 15.0cm，皮肤发凉，伴有（无）疼痛
3	皮肤发白，水肿范围最大处直径＞ 15.0cm，皮肤发凉，伴有疼痛，可能有麻木感
4	皮肤发白，半透明状，皮肤紧绷，有渗出；皮肤变色，有瘀斑、肿胀，水肿范围最小直径＞ 15.0cm，呈可凹陷性水肿；循环障碍，伴有疼痛，可为任何容量的血液制品、发疱剂或刺激性液体渗出

（三）危险因素

1. 穿刺部位在手部、肘窝或上臂。

2. 重复在同一静脉穿刺留置导管。

3. 肥胖、已有多次穿刺史、输液治疗相关的外周静脉穿刺困难。

4. 留置深静脉的导管长度不足。

5. 通过外周静脉导管进行抗生素或皮质类固醇输液。

6. 发疱性药物的注射时间或输注时间过长。

7. 使用麻醉剂等药物出现的疼痛感改变或类固醇等药物抑制炎症反应。

8. 年老、体弱的病人由于血管硬化等，血管脆性增大，管腔变小，血流减慢。

9. 引起血管变化或血液循环受损的疾病，如糖尿病、淋巴水肿、系统性红斑狼疮、雷诺综合征、周围神经疾病、外周血管疾病等。

10. 自身处于感染状态。

11. 精神状态或认知能力改变（如情绪激动、神志不清或镇静状态）。

二、预防措施

1. 做好危险因素的评估，包括年龄、输液史、过敏史、治疗方案、输注药物的性质等，选择最适当的血管通路及工具。

（1）输注刺激性或发疱性药物、使用便携式输注泵给药时、外周静脉穿刺困难者建议选用中心静脉导管。

（2）对于乳腺肿瘤手术、偏瘫等病人应选择在健侧肢体输注液体或药物。

2. 提高穿刺及置管的成功率，避免反复穿刺同一条血管的相同位置。

3. 给药前通过抽回血及推注 0.9% 氯化钠溶液确认血管通路装置的通畅性。PORT 给药时，应确保无损伤针固定在静脉输液港体内。

4. 告知病人置管侧肢体避免过度活动，妥善固定导管，检查导管末端及置管位置，有无导管打折、扭曲、受压、移动或脱出等，观察局部有无水肿，皮肤有无紧绷、硬化或冰冷等情况。对于躁动不安的病人必要时可遵医嘱适当予以约束。

5. 输入多种药物时，可先输入非刺激性或非发疱剂药物，在两次输液之间使用不含防腐剂的 0.9% 氯化钠溶液充分冲管，当药物与 0.9% 氯化钠溶液不相容时，应使用 5% 葡萄糖溶液冲管后再用 0.9% 氯化钠溶液冲管。

6. 输液过程中应定期评估血管通路装置的通畅性，及时发现穿刺部位是否出现渗出或外渗的症状、体征，若出现局部疼痛，即使有回血也不能排除渗出或外渗的可能。

三、处理措施

根据药物外渗后对组织的损伤程度，通常将化疗药物分为两类。①发疱性药物：能引起皮肤或黏膜起疱、溃疡或坏死的化学药物（表 15-4）。②刺激性药物：能引起静脉或局部组织刺激性或炎性反应的化学药物（表 15-5）。根据药物种类、性质、临床表现及临床分级判断渗出级别及严重程度，可遵医嘱参考用药并给予相应处置。

1. 停止输液，对症处理　应立即停止在原部位输液，抬高患肢，及时通知医师，给予对症处理。将原针连接注射器，尽量回抽渗漏于局部的药液，不宜用力压迫穿刺部位；如果回抽不到药液，切忌用力冲洗导管，避免更多药物注入组织内。

2. 局部环形封闭　常用 2% 盐酸利多卡因注射液 0.1g+ 地塞米松 5mg+0.9% 氯化钠溶液 5ml 做局部封闭，具体操作方法：常规消毒药物外渗的部位，由外渗一侧向对侧穿刺，对药物外渗部位做多点缓慢推注，使封闭的药物充满整个肿胀区域；外渗范围直径＞2cm可根据具体情况采用十字交叉注射或外渗四周多点注射，1～2次/天；外渗范围直径在2cm内只在一处注射，1次/天。

表15-4　引起外渗的常见化疗药物——发疱性药物

类别	常见化疗药物
烷化剂	氮芥、苯达莫司汀等
抗生素类	蒽环类（柔红霉素、多柔比星、表柔比星等）、丝裂霉素、放线菌素D等
植物碱类	长春碱、长春新碱、长春地辛、长春瑞滨等
紫杉烷类	多西他赛、紫杉醇、白蛋白结合型紫杉醇等

表15-5　引起外渗的常见化疗药物——刺激性药物

类别	常见化疗药物
烷化剂	卡莫司汀、环磷酰胺、异环磷酰胺、美法仑、达卡巴嗪、噻替哌等
抗生素类	博来霉素、米托蒽醌、脂质体-阿霉素等
植物碱类	依托泊苷、伊立替康、托泊替康等
抗代谢类	阿糖胞苷、氟达拉滨、氟尿嘧啶、吉西他滨、甲氨蝶呤等
铂类	卡铂、顺铂*、奥沙利铂等

＊顺铂在分类上属于刺激性药物，但须注意浓度及外渗量，若浓度＞0.5mg/ml的顺铂发生大量外渗时（＞20ml），须按发疱性药物外渗进行处理。

3. 干冷敷与热敷

（1）渗漏发生24～48h内给予间断的干冷敷或冰敷，15～20min/次，每天≥4次，促使局部血管收缩，减少药液向周围组织扩散和吸收，减轻疼痛和预防组织坏死。

（2）长春碱类和血管收缩剂发生外渗时宜用热敷，水温以不超过50～60℃为宜。

（3）奥沙利铂、植物碱类化疗药物外渗可给予干热敷，成人温度不宜超过50～60℃，患儿温度不宜超过42℃。

4. 药物湿敷　局部肿胀明显时可外敷50%硫酸镁、如意金黄散、多磺酸黏多糖乳膏（喜辽妥）等；有局部破溃时不可涂抹任何药膏；如果有严重的局部组织损伤或坏死，可请外科医师会诊，做清创处理。

5. 水疱的处理　如出现水疱，尽量保持水疱的完整性，避免摩擦和热敷；直径＞2cm的水疱，消毒后用针头从水疱边缘抽吸，避免表皮破损；不要在外渗部位的下方再次进行静脉穿刺。

6. 解毒剂/拮抗剂及药物应用　根据外渗药物的种类，遵医嘱可使用相应的解毒剂/拮抗剂和治疗药物，使用方法见表15-6。

7. 观察记录　评估肿胀范围及外渗液体量，确认外渗的边界并标记，观察渗出或外渗区域的皮肤颜色、温度、感觉等变化及关节活动和外渗远端组织的血运情况并做好相应记录，包括外渗发生的时间、部位、范围，局部皮肤情况，输液工具，外渗药物名称、浓度和剂量，处理措施等。必要时在损伤发生时、损伤后24h、损伤后48h、损伤后7天拍照、测量、标记外渗面积。

表 15-6　化疗药物外渗解毒剂 / 拮抗剂使用方法

解毒剂 / 拮抗剂	外渗化疗药	给药方式	用量	配制	保存
右丙亚胺	用于与 DNA 结合的蒽环类药物外渗	应避开外渗部位静脉内输注，宜选择对侧肢体大静脉，维持超过 1～2h。输注前 15min 应移除冷敷	按病人体表面积计算。第 1 天：1000mg/m^2，在外渗发生 6h 内使用，单次最高剂量 2000mg/m^2；第 2 天：1000mg/m^2，单次最高剂量 1000mg/m^2；第 3 天：500mg/m^2	每支 500mg 右丙亚胺用 50ml 特定稀释液混匀，再取出病人使用的剂量，加入 1000ml 0.9% 氯化钠溶液中	室温（25℃）
50%～100% 二甲亚砜	宜用于与 DNA 结合的蒽环类药物和丝裂霉素外渗，建议外渗 10min 内开始使用，不可与右丙亚胺同时使用	用棉签或纱布涂抹于大于外渗面积 2 倍的皮肤表面，自然晒干	二甲亚砜 1～2ml，4～8h 一次，持续 7～14 天		
1/6mol/L 硫代硫酸钠	宜用于氮芥、丝裂霉素、更生霉素和高浓度顺铂（＞0.5mg/ml）发生的大范围外渗（＞20ml）	在外渗部位皮下注射	每外渗氮芥 1ml 使用 2ml 硫代硫酸钠	①若用 10% 硫代硫酸钠配制：4ml 加 6ml 注射用水 ②若用 25% 硫代硫酸钠配制：1.6ml 加 8.4ml 注射用水	室温（15～30℃）
150U/ml 透明质酸酶	宜用于与非 DNA 结合的长春碱类和紫杉醇类化疗药物外渗，建议外渗 1h 内开始使用	平均分 5 次在外渗部位顺时针方向皮下注射	每外渗 1ml 药液使用 1ml 透明质酸酶		2～8℃冷藏

第五节　神经损伤

神经损伤是指在外周或中心血管通路装置置入或留置过程中发生临时或永久性神经损伤。准确定位并避开高危神经，避免因操作不当而引发神经损伤，是预防的关键。

一、评估

（一）临床表现

1. 在外周静脉穿刺和导管留置期间内，发生感觉异常的疼痛。
2. 在中心血管通路装置置入或留置过程中，病人主诉呼吸困难、疼痛或其他不适等。
3. 在经外周穿刺的中心静脉导管置入或留置过程中，病人出现霍纳综合征等。

（二）危险神经

1. 手部桡神经和尺神经远端的感觉神经分支。
2. 桡侧腕部头静脉的桡神经浅支。
3. 手腕部掌面的正中神经。
4. 肘窝部或肘窝上方的正中神经和骨间前神经。
5. 肘窝的横向和前臂内侧皮神经。
6. 锁骨下和颈部的臂丛神经。

二、预防措施

1. 详细询问病人疾病史、用药史，对使用抗凝等特殊药物的病人应注意减少可能由于受压导致神经损伤的血肿发生。

2. 避免多次穿刺、置管或皮下探测等，以免增加神经损伤的风险。

3. 导管置入过程中，如病人诉刺痛、灼痛、放射性疼痛、针刺感或麻木感等不适，应立即停止血管通路装置的置入并拔除导管，通知医生。

4. 导管留置使用过程中，如病人诉感觉有异样类型的疼痛时，应立即停止输液并拔除导管，避免由于药物渗出、静脉炎、血栓性静脉炎的炎症过程而引起水肿压迫神经，导致神经损伤。

三、处理措施

1. 评估神经血管功能时，若病人诉疼痛、烧灼感、刺痛、麻木等感觉异常加重时，立即通知医生并进行对症处理。

2. 如出现进一步的神经损伤，可遵医嘱参考如下方法。

（1）疼痛综合征：主要表现为与局部损伤不成正比的持续性神经痛，痛感可蔓延至未损伤肢体，同时可出现不同程度的感觉、运动及自主神经的变化，病人需要终身用药治疗，进行神经阻滞或手术切除交感神经。

（2）筋膜室综合征：疼痛、麻木发展至麻痹，主要表现为肢体苍白、动脉搏动渐弱，一经发现立即通知医生行外科筋膜切开手术，防止进一步的肢体损伤。

第六节　导管相关性血流感染

导管相关性血流感染是指带有血管内导管或者拔除血管内导管 48h 内的病人出现菌血症或真菌血症，并伴有发热（体温＞38℃）、寒战或低血压等感染表现，除血管导管外没有其他明确的感染源。实验室微生物学检查显示：外周静脉血培养细菌或真菌阳性；从导管段和外周血培养出相同种类、相同药敏结果的致病菌。其中具有以下任意一种情况即可确认诊断：①半定量培养＞15cfu/导管尖端或定量培养＞100cfu/导管尖端，且导管尖端培养和外周血培养得到同种致病菌；②同时采取的导管血和外周血培养为同种病菌，细菌定量培养浓度比≥3∶1；③同时采取的导管血和外周血（血量相同）培养为同种致病菌，且导管血阳性显示时间比外周血早 2h。

一、评估

（一）临床表现

穿刺处出现红、肿、热、痛、水疱或脓性分泌物；沿导管皮下走行部位可出现疼痛、硬结、弥漫性红斑；输液港植入部位囊袋有脓性分泌物流出，植入口皮肤坏死等局部表现；甚至出现高热、寒战、低血压等全身感染的表现。

（二）危险因素

与输液相关的血流感染是经给药装置输入液体和药物时，引起内在或者外在的污染所致；与血管通路装置相关的感染包括导管的穿刺部位、隧道、输液港港座。

1. 病人因素，①低龄儿童或老年人；②免疫功能缺陷，如癌症、烧伤、脾切除术后等。
2. 穿刺部位感染。
3. 导管留置时间过长。
4. 应用多腔导管。
5. 输注溶液污染。

二、预防措施

1. 严格执行无菌技术操作原则，在置管、导管维护、冲管及封管、导管给予静脉药液前后及脱手套后进行手卫生。
2. 结合治疗需要、药物的性质、血管条件、病人年龄、基础疾病、输液史等选择最适当的血管通路及工具。使用能满足治疗需要的最少端口或管腔数量的导管。限制附加装置的使用。
3. 在中央导管置管、导丝引导下更换导管时，使用最大化无菌屏障，操作人员及助手都需要戴无菌手套、穿无菌手术衣、戴口罩和帽子，为病人全身覆盖无菌巾。
4. 超声引导下置管可提高置管成功率，从而降低因血管损伤造成的感染风险。
5. 对于成年人 PICC 置管，建议选择导管/静脉直径比例≤45% 的静脉位置，如正中静脉、头静脉、贵要静脉、肱静脉。
6. 密切观察穿刺部位有无发红、疼痛、肿胀、渗血、渗液、脓性分泌物等异常情况。评估导管的通畅性，禁止将导管体外部分推进血管内。
7. 按规范要求做好导管的维护，冲管及封管。如果敷料受潮、松动或有明显污染，或敷料下出现潮湿、渗液、渗血时，应立即更换。
8. 及时拔除不必要的留置导管。

三、处理措施

1. 可疑导管相关性血流感染时，应立即停止输液，拔除 PVC，暂时保留 CVC、PICC、PORT，遵医嘱给予抽取血培养等处理并记录。
2. 观察、评估、记录病人感染的临床表现和严重程度。

第七节　中心静脉导管异位

导管异位是 PICC 的常见并发症之一，中心静脉导管尖端理想的位置在上腔静脉下 1/3 段，以邻近上腔静脉与右心房的连接处为佳，经股静脉路径置入的中心静脉导管，头端应位于下腔静脉内，高于横膈膜水平，凡导管头端位于腔静脉以外者即为中心静脉导管异位。

一、评估

（一）临床表现

病人诉肩部、胸部、背部疼痛不适；颈肩部肿胀；输液速度减慢，冲管困难；导管有顽固性血液反流；导管外露部分与原始标记不一致等。

（二）危险因素

中心静脉导管异位分为原发性导管异位、继发性导管异位。

1. 原发性导管异位　在置管过程中导管异位至一些异常部位，包括无名静脉、锁骨下静脉、颈内静脉、胸廓内静脉、心包静脉、右心房、右心室或误穿动脉等。

2. 继发性导管异位　在导管留置期间，与胸腔内压的改变、充血性心力衰竭的发生、上肢或颈部的活动、正压通气、高压注射或者冲管技术等因素相关，异位发生于颈内静脉、无名静脉、锁骨下静脉、腋静脉、右心房等。

二、预防措施

（一）正确评估

正确评估输液通路，选择穿刺部位，建议：① PICC 首选右侧贵要静脉；② PORT 的植入以颈内静脉作为首选入路；③ B 超引导下改良塞尔丁格技术或单纯改良塞尔丁格技术进行肘关节上置管。

（二）规范置管

准确进行导管预设长度的体表外测量，可采用从穿刺点至右胸锁关节再向下反折至第 3 肋间的外测量方法；置管过程中注意观察病人的症状和体征；置管后需行 X 线摄片确定导管尖端的位置。

（三）加强宣教

1. 指导病人正确穿脱衣服，穿衣时先穿置管侧肢体再穿对侧肢体，脱衣时先脱对侧肢体再脱置管侧肢体。

2. 妥善固定导管，避免导管体外部分及附加装置出现异位、脱出、打折等异常情况。

3. 置管侧手臂可适当进行活动，如松拳、屈伸、煮饭、洗碗、扫地等；但应避免剧烈咳嗽、呕吐，避免过度用力、过度高举及外展等，如做托举哑铃、引体向上、俯卧撑、提重物、搓洗衣物、抱小孩、拄拐杖、用力支撑起床等动作。

（四）观察评估

1. 每日检查导管内置刻度，观察导管敷料固定情况，固定不佳时及时更换敷料。

2. 正确更换敷料，注意揭除旧敷料时需沿导管走行自下而上缓慢进行，观察导管有无松动脱出等。

3. 早期识别中心血管通路装置导管功能的异常和相关并发症的发生。

（1）无血液从导管管腔内回流。

（2）血液颜色和从所有导管腔内回流的血液脉动性发生变化。

（3）中心血管通路装置冲管困难或不能冲管。

（4）心房和心室心律失常。

（5）血压和（或）心率变化。

（6）呼吸变化。

（7）颈部或肩部水肿。

（8）肩膀、胸部和背部疼痛。

（9）感觉异常和（或）由于输入液体逆行进入颅内静脉窦影响神经系统。

（10）主诉在导管插入同侧部位听见汩汩声或血流声。

三、处理措施

发现导管脱出或异位时，立即通知医生，确定导管异位后，根据异位情况对症处理，原则上移出体外的导管应拔除，禁止将导管体外部分移入体内。

参 考 文 献

蔡虻，高凤莉 . 2018. 导管相关感染防控最佳护理实践专家共识 . 北京：人民卫生出版社 .

丁炎明 . 2015. 静脉治疗护士手册 . 北京：人民卫生出版社 .

福建省护理质量控制中心 . 2017. 静脉治疗护理技术操作标准化程序 . 北京：化学工业出版社 .

国家卫生和计划生育委员会 . 2014. 静脉治疗护理技术操作规范 . WS/T433—2013.

国家卫生健康委员会 . 2018. 真空采血管的性能验证 . WS/T224—2018.

姜桂春，王爱平，范玲 . 2019. 血液标本采集护理规范 . 沈阳：辽宁科学技术出版社 .

金静芬，陈春芳，赵锐祎，等 . 2013. 经外周穿刺置入中心静脉导管异位处理方法的研究进展 . 中华护理杂志，48（2）：184-187.

李乐之 . 2018. 静脉治疗护士临床工作手册 . 北京：人民卫生出版社 .

李小寒，尚少梅 . 2017. 基础护理学 . 6 版 . 北京：人民卫生出版社 .

美国静脉输液护理学会 . 2016. 输液治疗实践标准（2016 年修订版）. 输液治疗护理杂志，39（1s）：s1-s132.

乔爱珍，苏迅 . 2010. 外周中心静脉导管技术与管理 . 北京：人民军医出版社 .

孙红，陈利芬，郭彩霞，等 . 2019. 临床静脉导管维护操作专家共识 . 中华护理杂志，54（9）：1334-1342.

吴欣娟 . 2016. 临床护理技术操作并发症与应急处理 . 2 版 . 北京：人民卫生出版社 .

吴玉芬，杨巧芳 . 2018. 静脉输液治疗专科护士培训教材 . 北京：人民卫生出版社 .

徐波 . 2008. 肿瘤护理学 . 北京：人民卫生出版社 .

徐波，耿翠芝 . 2015. 肿瘤治疗血管通道安全指南 . 北京：中国协和医科大学出版社 .

徐波，陆宇晗 . 2018. 肿瘤专科护理 . 北京：人民卫生出版社 .

么莉，吴欣娟 . 2017.《静脉治疗护理技术操作规范》及《护理分级》应用指南 . 北京：人民卫生出版社

中华护理学会 . 2020. 化疗药物外渗预防及处理 . T/CNAS 05—2019.

中华人民共和国卫生部，中国人民解放军总后勤部卫生部 . 2011. 临床护理实践指南（2011 版）. 北京：人民军医出版社 .

Chopra V，Ratz D，Kuhn L，et al. 2014. Peripherally inserted central catheter-related deep vein thrombosis：contemporary patterns and predictors. J Thromb Haemost，2（6）：847-854.

附录一 经外周置入中心静脉导管护理手册

一 般 资 料

科室： _____

姓名： _____

性别： □男 □女

年龄： _____岁

住院号： _____

联系电话： _____

家庭住址： _____省_____市_____区（县）

置 管 资 料

导管置入日期： _____年_____月_____日

耐高压型： □是 □否

导管类型： □三向瓣膜式 □末端开放式

导管种类： □单腔 PICC □双腔 PICC

□Power PICC □其他

导管规格： _____Fr 导管批号：_____

置管侧上臂臂围： _____cm（测量方法：肘上 10cm）

导管留置于体内长度： _____cm

导管外露长度： _____cm

导管置入部位： □左 □右 □肘上 □肘下

导管置入静脉： □肘部头静脉 □肘正中静脉

□贵要静脉 □其他（请注明）_____

导管尖端到达部位： □腋下 □锁骨下

□上腔静脉 □其他（请注明）_____

导管尖端确认方式： □X线 □其他（请注明）_____

置管护士签字_____

维 护 记 录

日期	导管内置/外露（cm）		臂围（cm）	更换敷料	更换接头	冲管	封管	护士签名	备注	
	内置	外露							正常	异常（请填写附表）

异常情况记录

□ 导管异位：　异位部位_____　　□ 脱出_____cm　□ 滑入_____cm

□ 穿刺点渗血：置管_____天后

　　　　　　　发生原因：_____

　　　　　　　处理：_____

　　　　　　　　　　　_____

　　　　　　　　　　　_____

□ 肿胀：　　置管____天后

　　　　　　发生原因：_____

　　　　　　处理：　　□ 药物外敷　□ 理疗　　□ 敷贴　　□ 其他

□ 静脉炎：　置管____天后

　　　　　　局部情况：_____

　　　　　　分级：　　□ 0 级　　　□ 1 级　　□ 2 级　　□ 3 级　□ 4 级

　　　　　　发生原因：□ 化学性　　□ 机械性　□ 细菌性

　　　　　　　　　　　□ 血栓性　　□ 输液后

　　　　　　处理：　　□ 药物外敷　□ 热敷　　□ 理疗　　□ 敷贴　□ 其他

□ 其他：　　　_____

　　　　　　　_____

　　　　　　　_____

　　　　　　　_____

异常情况跟踪记录

日期 / 时间	记录内容	签名

拔 管 记 录

时间： _____年_____月_____日_____时

原因： □ 治疗结束   □ 堵管   □ 出现并发症，不宜继续留置

导管前端 / 侧孔堵塞： □ 无   □ 有

导管有无断裂： □ 无   □ 有

导管尖端完整性： □ 完整   □ 不完整

管壁： □ 光滑   □ 有黏附物，呈_____状

局部皮肤： □ 正常   □ 红肿   □ 硬结

其他：

拔管护士签名：_____   病人 / 家属确认签名：_____

PICC 置管后的日常生活指导

1. 导管留置期间应至少每 7 天维护 1 次。出院后若不能及时返回原置管医院进行维护，请在当地医院由专业护士进行维护。

2. 妥善固定导管，保持穿刺部位清洁干燥，如出现：①敷料潮湿、松动、卷边或污染等；②穿刺部位发红、疼痛、肿胀、渗血、渗液、脓性分泌物等；③导管体外部分及附加装置出现移位、脱出、打折、折断等异常情况及时告知医护人员（附图1～附图4）。

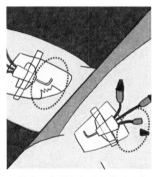 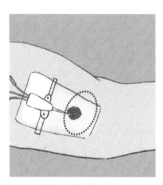

附图1　敷料卷边/附加装置移位　　　　附图2　穿刺部位发红

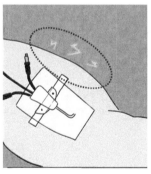 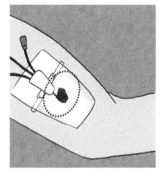

附图3　穿刺部位肿胀　　　　附图4　穿刺部位渗血、渗液

3. 置管侧手臂可适当进行活动，如松拳、屈伸、煮饭、洗碗、扫地等（附图5）。

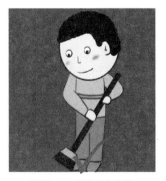

附图5　一般家务如扫地

4. 置管侧手臂应避免过度用力、过度高举及外展等，如做托举哑铃、引体向上、俯卧撑、提重物、搓洗衣物、抱小孩、挂拐杖、用力支撑起床等动作（附图6～附图8）。

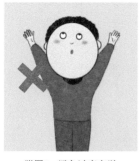
附图6　避免过度高举

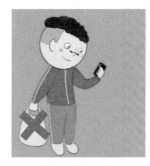
附图7　避免提重物

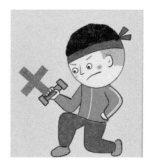
附图8　避免托举哑铃

5. 置管侧手臂衣袖松紧度适宜，尽量避免物品及躯体压迫，不可测血压及在置管上方行静脉穿刺（附图9、附图10）。

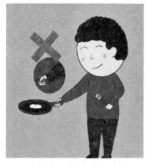
附图9　衣袖不可过紧

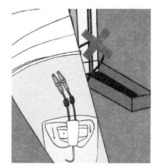
附图10　不可测血压

6. 不可盆浴及游泳。可擦身、淋浴，但须注意水不可以进入贴膜下方，淋浴时可使用专用保护装置，也可用干毛巾包裹，再用保鲜膜缠 2～3 圈，上下用胶布贴紧（附图11、附图12）。

7. 非耐高压型导管不能用于 CT 或磁共振等高压注射造影剂的检查。

8. 家有幼儿的家长应嘱咐孩子不要牵、拉、扯、拽 PICC 体外部分，以防导管损伤 / 断裂或脱出体外，如发生断裂或破损，请立即将可见的外露导管打折并用胶带固定，并及时到医院就诊（附图13、附图14）。

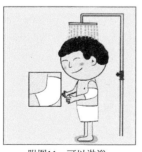
附图11　可以淋浴

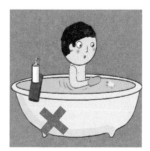
附图12　不可盆浴及泡浴

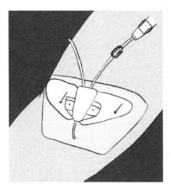 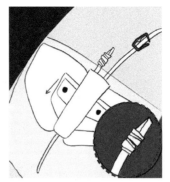

附图13　导管断裂或破损　　　　附图14　胶布固定外露打折导管

出院病人可至护理专科门诊进行导管维护

护理专科门诊工作时间：周一至周五

电话：××××××××

地址：××××××××

附录二 输液港护理手册

一 般 资 料

科室： _____

姓名： _____

性别： □男 □女

年龄： _____岁

住院号： _____

联系电话： _____

家庭住址： _____省_____市_____区（县）

疾病情况：诊断 _____

过敏史 □无 □有_____

植港经历：植港部位_____次数_____

取出输液港时间_____

取出输液港原因_____

植 港 资 料

植入日期： _____年_____月_____日

耐高压型： □是 □否

规格： 型号_____批号_____

导管植入方式： □右侧经皮穿刺 □右侧血管切开

□左侧经皮穿刺 □左侧血管切开

导管放置位置： □锁骨下静脉 □颈内静脉 □颈外静脉 □头静脉

□贵要静脉 □大隐静脉 □小隐静脉 □股静脉

□其他

导管尖端位置： _____

导管植入长度： _____cm

输液港放置位置： _____

敷料应用（有无加压）： □有 □无

PORT用途： □化疗 □肠外营养 □其他

导管末端确认方式： □X线 □心电导联 □其他

植港医生／护士签字_____

维 护 记 录

日期	抽到回血	输液通畅	冲管	封管	护士签名	备注	
						正常	异常（请填写附表）

异常情况记录

☐ 回抽无回血： 植港_____天后

发生原因：_____

处理：_____

_____

☐ 导管阻塞： 植港_____天后

发生原因：_____

处理：_____

_____

_____

☐ 输液港港座翻转： 植港_____天后

发生原因：_____

处理：_____

_____

_____

☐ 输液港座局部
肿胀、渗液： 植港_____天后

发生原因：_____

处理：_____

_____

_____

☐ 输液港植入部位
皮肤破溃、感染： 植港_____天后

局部皮肤情况：_____

发生原因：_____

处理：_____

_____

_____

☐ 其他： _____

异常情况跟踪记录

日期 / 时间	记录内容	签名

取 港 记 录

时间： _____年_____月_____日_____时

原因： □ 治疗结束　　□ 堵管　　□ 出现并发症，不宜继续留置

导管前端 / 侧孔堵塞： □ 无　　□ 有

导管有无断裂： □ 无　　□ 有

导管尖端完整性： □ 完整　　□ 不完整

管壁： □ 光滑　　□ 有黏附物，呈_____状

局部皮肤： □ 正常　　□ 硬结　　□ 红肿

其他：

取港医生签名：_____　　　　　　病人 / 家属确认签名：_____

输液港植入后的日常生活指导

1. 初次植入输液港后 24 ～ 72h 内穿刺点及切口可能会出现少量渗血并伴有局部轻中度的胀痛不适。

2. 植港侧手臂可进行日常生活和适当运动，如扫地、步行、慢跑、骑自行车、爬楼梯等（附图 15 ～附图 18）。

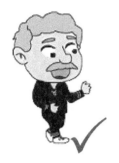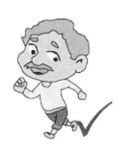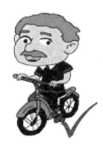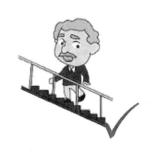

附图15　步行　　　　　　附图16　慢跑　　　　　　附图17　骑自行车　　　　　附图18　爬楼梯

3. 植港侧手臂应避免过度用力、过度高举和外展等，如做托举哑铃、引体向上、俯卧撑、打球、提重物、搓洗衣物、抱小孩、挂拐杖、用力支撑起床等动作。

4. 植港侧手臂衣袖松紧度适宜，尽量避免压迫、撞击注射座，不可测血压及在植港上方行静脉穿刺（附图 19 ～附图 21）。

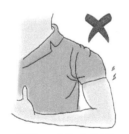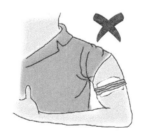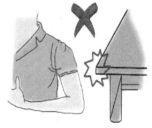

附图19　衣袖不可过紧　　　　附图20　不可压迫注射座　　　　附图21　不可撞击注射座

5. 输液港带无损伤针输液期间不可沐浴及游泳（附图 22）。植港 10 ～ 14 日待切口拆线后及使用间歇期，可以正常沐浴，沐浴时不宜在注射座附近用力摩擦。

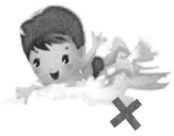

附图22　不可游泳

6. 持续输液时无损伤针及无菌透明敷料应至少每 7 天更换 1 次，如敷料出现潮湿、松动、卷边或污染等需随时更换。治疗间歇期应至少每 4 周维护一次。

7. 输液港使用间歇期保持穿刺部位的清洁干燥，如输液港座附近出现发红、疼痛、肿胀、渗血、渗液、脓性分泌物；或者输液港维护后 1 ～ 2h 出现明显发冷、寒战并伴有体温升高等异常情况应及时前往医院就医，查明原因（附图 23 ～附图 25）。

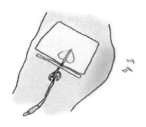
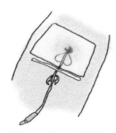
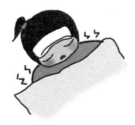

附图23 发红、疼痛、肿胀　　　附图24 渗血、渗液等　　　附图25 发冷/寒战伴有体温升高

8. 非耐高压型输液港和非耐高压的无损伤针不能用于 CT 或磁共振等高压注射造影剂的检查。

出院病人可至护理专科门诊维护输液港

护理专科门诊工作时间：周一至周五

电话：×××××××

地址：×××××××

附录三　特殊治疗同意书

姓名		性别		年龄		住院号		科别	
临床诊断									
治疗方法									
治疗目的 （或依据）		长期输液、化疗、胃肠外营养、刺激性外周静脉的药物，缺乏外周静脉通路							
治疗日期				治疗前准备					
治疗可能出现的风险	1. 穿刺失败、送管失败、导管异位（进入颈内静脉或反折等） 2. 导管脱出、断裂、堵管或血栓栓塞 3. 局部不适，皮疹、出血、血肿、血管损伤、感染甚至溃疡 4. 术中精神紧张而发生心脏血管意外 5. 异物刺激导致心律失常、静脉炎、血栓形成 6. 其他周围组织损伤，如血、气胸等 7. 不能耐受植入的导管而导致治疗中途拔管等情况 8. 更换导管时费用另收								
交代医师			病人或代理人意见		上述事项医师已向我告知清楚，我同意接受该项治疗，签字为证				
			病人签字					日期	
交代日期			代理人签字					日期	
代理人与病人关系				代签字原因					